组织工作委员会

主　任　王　斌
副主任　赵　芳
成　员　张来存　杨显亮　田　超　王　燕　高晓亮　胡佳祥

顾问工作委会

主　任　袁汉民
副主任　秦　垦　马　晖

编纂工作委会

主　编　杨森林
副主编　曹有龙　祁　伟　王　斌　赵　芳
成　员　何　军　曹　雄　高晓亮　王　燕　胡佳祥

统　筹　杨　昊　乔文君

图片提供　王　毅　杨月凤　邢学武　赵永琪

1+x枸杞职业技能等级认证教材

中宁枸杞职业技能等级证书鉴定用书

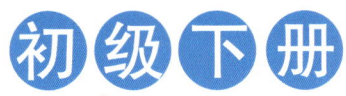

《中宁枸杞职业技能等级证书鉴定用书》编委会 主编

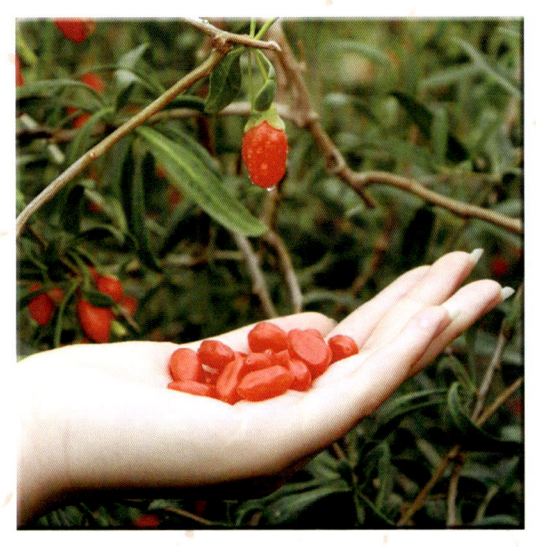

黄河出版传媒集团
阳光出版社

图书在版编目（CIP）数据

中宁枸杞职业技能等级证书鉴定用书：初级：上下册 /《中宁枸杞职业技能等级证书鉴定用书》编委会主编. -- 银川：阳光出版社，2022.12
ISBN 978-7-5525-6726-7

Ⅰ.①中… Ⅱ.①中… Ⅲ.①枸杞－职业技能－鉴定－教材 Ⅳ.①R282.71

中国国家版本馆CIP数据核字(2023)第017305号

中宁枸杞职业技能等级证书鉴定用书　初级　上下册
《中宁枸杞职业技能等级证书鉴定用书》编委会　主编

责任编辑　马　晖
封面设计　马春辉
责任印制　岳建宁

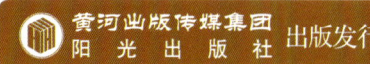出版发行

出 版 人	薛文斌
地　　址	宁夏银川市北京东路139号出版大厦（750001）
网　　址	http://www.ygchbs.com
网上书店	http://shop129132959.taobao.com
电子信箱	yangguangchubanshe@163.com
邮购电话	0951-5047283
经　　销	全国新华书店
印刷装订	宁夏云成印刷包装有限公司
印刷委托书号	（宁）0025310

开　　本	787 mm×1092 mm　1/16
印　　张	11.5
字　　数	180千字
版　　次	2022年12月第1版
印　　次	2023年6月第1次印刷
书　　号	ISBN 978-7-5525-6726-7
定　　价	68.00元

版权所有　翻印必究

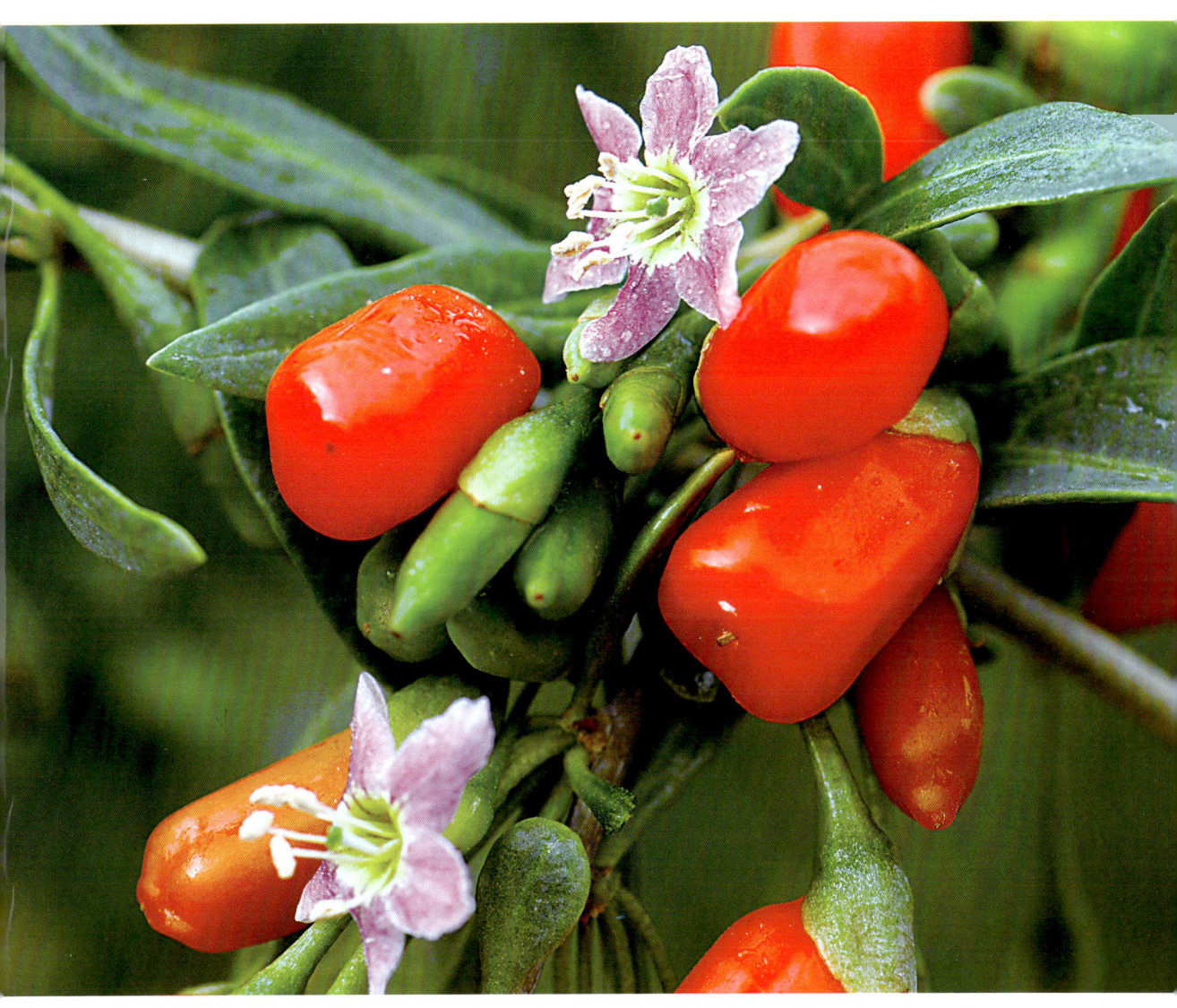

红枸杞

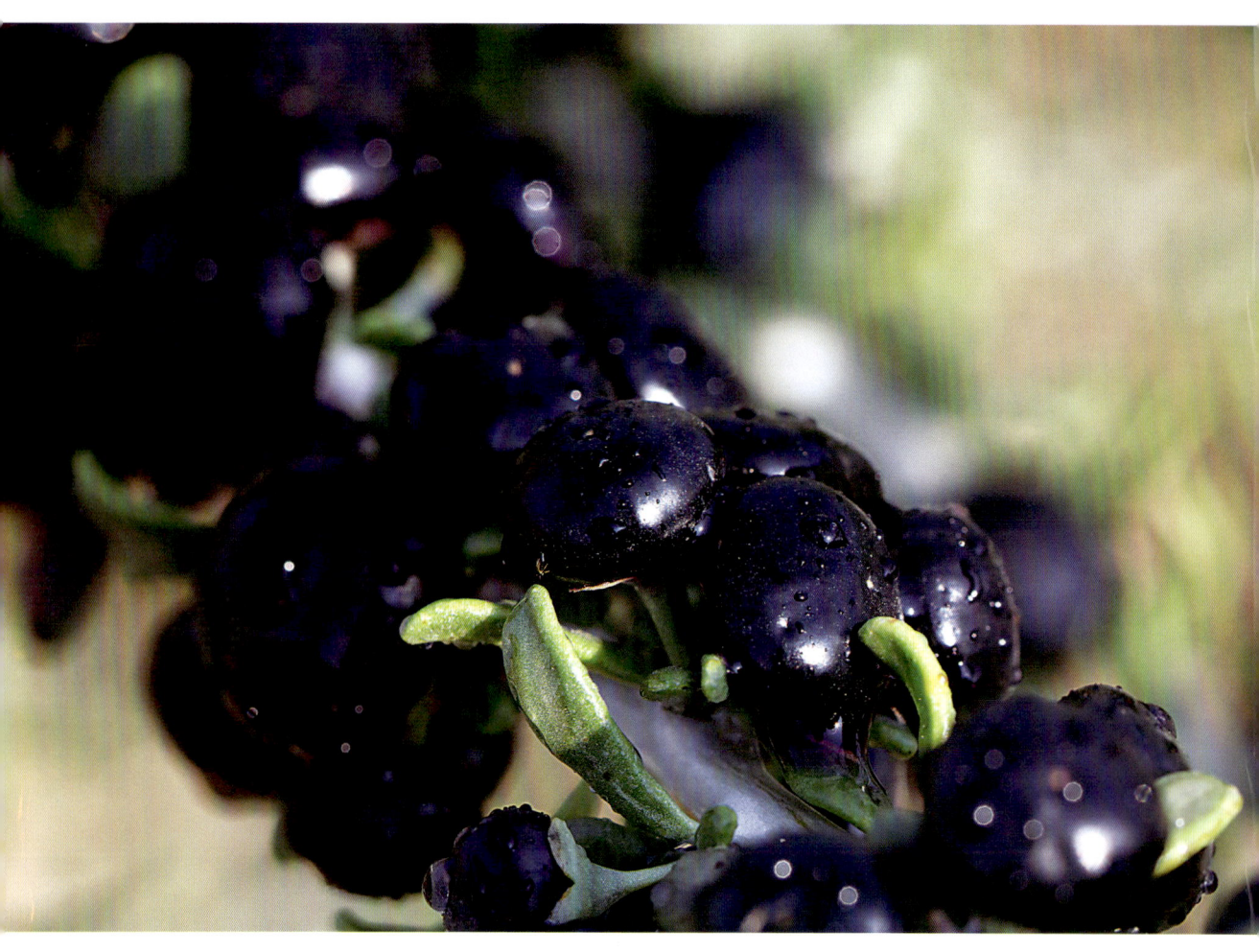

黑枸杞

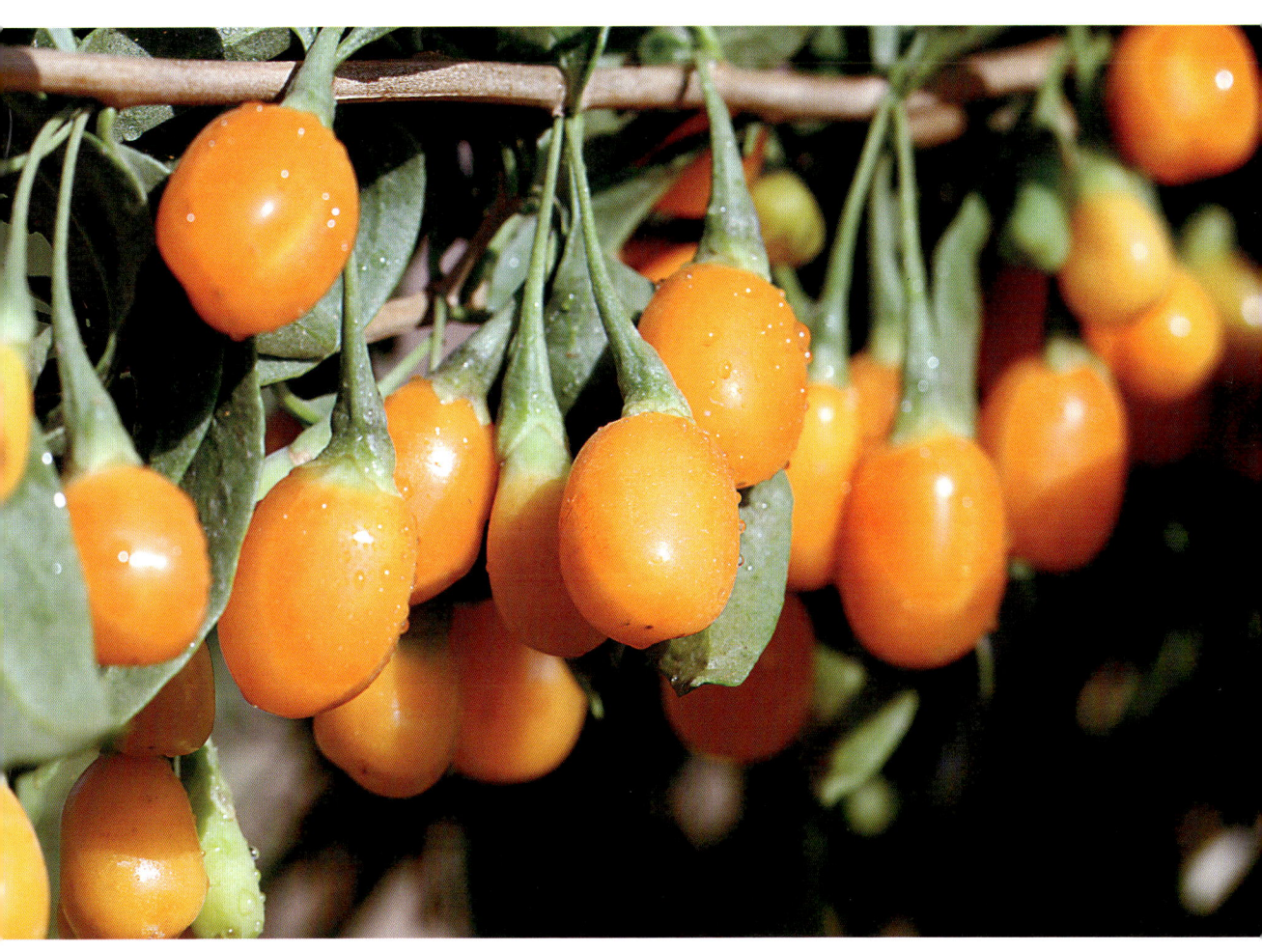

黄枸杞

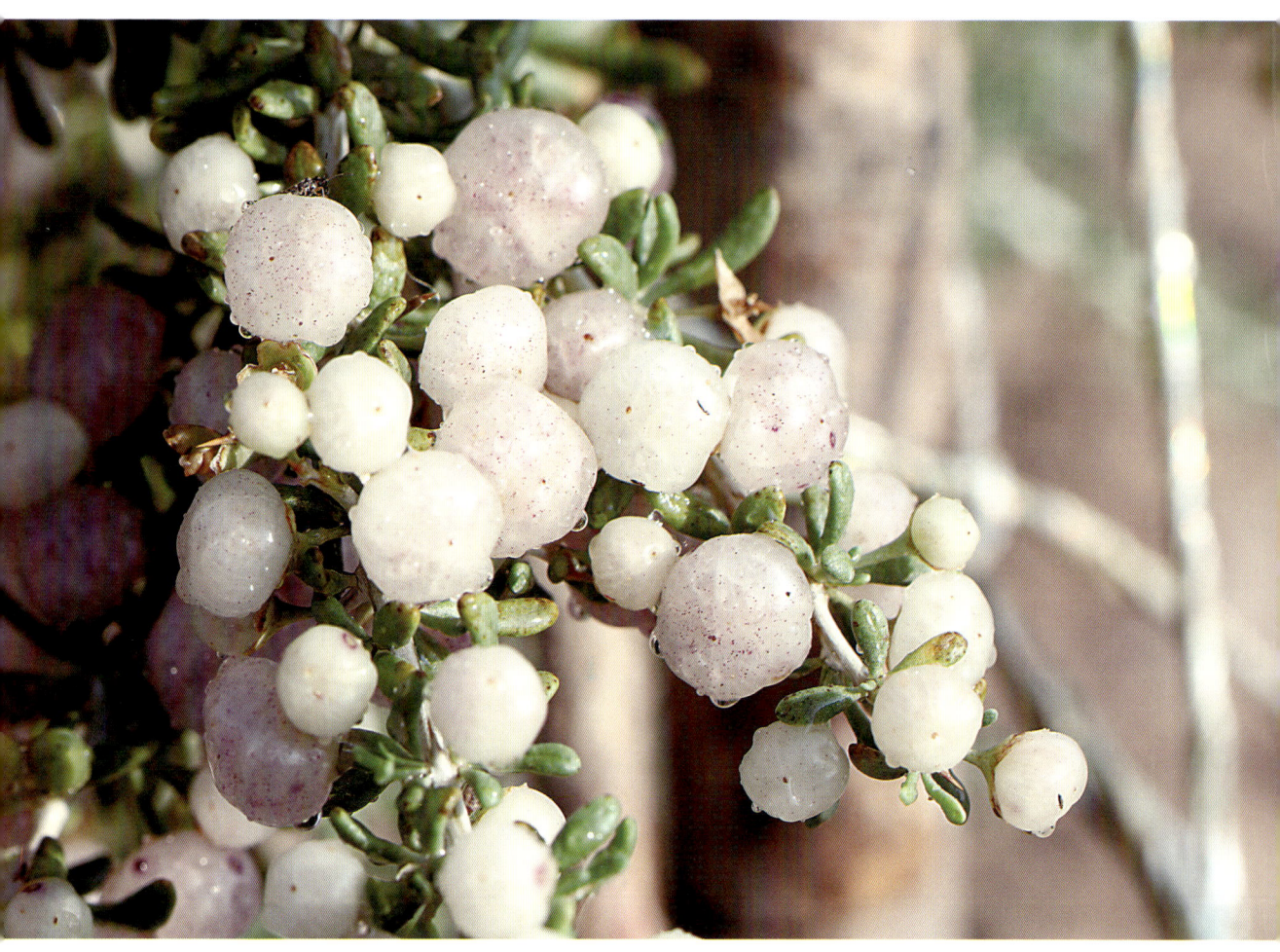

白枸杞

目 录

第六章 枸杞市场和市场化经营 …………………………………… 79
 第一节 民国年间的枸杞市场 ……………………………………… 79
 第二节 改革开放前的枸杞市场 …………………………………… 82
 第三节 新时期枸杞市场的培育 …………………………………… 85
 第四节 探讨枸杞市场新模式 ……………………………………… 89

第七章 枸杞产品的加工 ………………………………………… 94
 第一节 枸杞酒的酿造加工 ………………………………………… 94
 第二节 枸杞膏的加工 ……………………………………………… 99
 第三节 枸杞茶的加工 ……………………………………………… 105
 第四节 保鲜枸杞汁的加工 ………………………………………… 109
 第五节 枸杞粉的加工 ……………………………………………… 113
 第六节 枸杞饮料的加工 …………………………………………… 117

第八章 有机枸杞的种植发轫和标准化 ………………………… 119
 第一节 有机枸杞概念和生产标准 ………………………………… 119
 第二节 中国宁夏枸杞质量标准的出现和时代使命 ……………… 121
 第三节 无公害，绿色，有机枸杞标准 …………………………… 124

第四节　中国枸杞的药典标准 ················· 127
　　第五节　枸杞有机种植的开端和规模化 ············· 133

第九章　甲骨文和诗经中的枸杞 ················· 138
　　第一节　甲骨文中的枸杞 ··················· 138
　　第二节　《诗经》中的枸杞 ·················· 140

第十章　古文古诗中的枸杞 ··················· 155
　　第一节　古代散文中的枸杞 ·················· 155
　　第二节　唐诗中的枸杞 ···················· 158
　　第三节　宋诗中的枸杞 ···················· 163
　　第四节　元清诗中的枸杞 ··················· 171

第六章　枸杞市场和市场化经营

第一节　民国年间的枸杞市场

清末民初，山西人从杀虎口、古北口西出鄂尔多斯、察哈尔草原，到河套而前出蒙古国，直至沙俄的恰克图和伊尔库茨克。他们牧马、拉骆驼、贩运、经商、开字号，开始了晋商发迹的历程。晋商除了辗转后套，前出沙俄的主流，还有一部分溯河而上，来到宁夏平原——俗称"西套"。

整个宁夏，繁荣、热闹，莫过于首府银川，但水旱码头，货物集散，商贾往来，则莫过于中宁。所以，中宁聚集了大量晋商。

枸杞之乡——中宁，地处银川平原腹心，为水旱通衢，扼守关中、沿西海固北进、中卫东进银川平原的咽喉，又从侧翼拱卫中卫和青铜峡，它所处的地理位置，决定了它在经济交流、商品往来中的固有价值。

当时中宁资本最大的商号是李、杨二姓开办的"庆泰恒"和鲁姓人开办的"忠义长"。

"庆泰恒"当年开办资金白银300万两，这家商号百年间迅速发展，到最后一任经理张文泰手里，达到鼎盛时期。张文泰这位14岁来到"庆泰恒"打工的小伙计，1925年由司账被提拔为经理，逐渐显露出精明商人的才干。到民国二十六年（1937年），张文泰主要依靠经营中宁枸杞，资本发展到300万银圆，最盛时达到500万银圆（白银375万两，约合人民币4亿）。除了中宁本号外，还有吴忠永昌隆、天津庆泰和、平凉庆泰远、山西夏县庆泰长、解州庆泰公、庆泰合、新绛庆泰裕等9家商号，发中宁枸杞货物的分号遍及天津、上海、西安、兰州、汉口、广州、成都、包头、重庆、香港、郑州、长沙等地。中宁枸杞，多经"庆泰恒"发往沿海和海外，一时名声大噪。

在晋商的推动下，中宁家境富裕、头脑聪慧的俊才们也开始把眼光瞄向了枸杞外贸生意。民国十八年（1929），中宁县舟塔乡人张绪义（字宜之）、张绪礼（字敬之）、张绪孝（字友之）兄弟三人，创立中宁县"福大元"枸杞专业合作社。该社经营的"福大元"枸杞，自民国六年（1917）开始枸杞的培育、种植、修剪、收获，到民国二十七年（1938）种植面积达到180亩，占宁夏全境枸杞种植3 000亩的16.5%。民国二十三年（1934），张氏兄弟开始由宁夏中宁乘船顺黄河而下，经由包头，陆路转运太谷，至太原铁路发往天津，再通过海路运往香港销售。

"福大元"枸杞历史悠久，至纯至真，作为近代中国枸杞的亲身见证，是民国开辟枸杞市场的先锋。

鸦片战争以后，中宁枸杞成为国内外列强掠夺的土特产之一，种植面积逐年下降。同治年间，连续10年内乱，直到光绪十年才略有恢复。此时，陕西三原药材市场形成，中宁枸杞通过三原市场分销各地。

清末民初，天津的新太洋行等直接到宁夏收购中宁枸杞，从水路至包头转陆路至天津，再分销广东、中国香港和新加坡等地。中宁枸杞的销售市场也随之转移到了天津。

民国时期，中宁销往上海等地的上等枸杞是用特制的木匣包装。在木匣的装潢上有一行字写着："自聂湾拣选上等贡果"。

聂湾俗名聂家湾，在今中宁县新堡乡刘营村的一、二、三队。新堡是宁安新堡的简称。聂家湾就是中宁枸杞早期的种植中心,是中宁枸杞作为贡果的著名原产地。

差不多同一时期,中宁恩和沙滩王姓富绅,在七星渠两岸拥有大片枸杞园,又兼营枸杞和中药材生意。在恩和堡开设"天顺祯"商号,还在天津惠源长货栈设庄,常年往上海、天津、香港等沿海商埠口岸城市批发中宁枸杞。

中宁宁安堡,民国时最大的乡绅魏余三,乃城关石桥人士,主营枸杞,家有良田百顷,亦官亦商亦农,字号从中宁、银川到包头、天津、上海。他也是将中宁枸杞从原产地远销国内和港埠的先驱。

第二节 改革开放前的枸杞市场

1950年，宁夏省人民政府工商厅进行了一次宁夏枸杞调查，称"枸杞作为宁夏省之主要特产，亦为部分农村主要副业收入，故特制定专题调查提纲，令中宁县进行精确调查"。最终形成了一份枸杞调查总结，由当时的工商厅厅长呈报给西贸部计划处。

报告开篇便讲道："所说宁夏枸杞均系中宁枸杞。"主要以中宁为中心，中卫、金积、平罗、同心，虽然也有生产，但数量很少，无足轻重。中宁所属一、二、三、四区，农村内不论穷家小富，均栽培枸杞，以县城附近及白马滩一带所产最佳，是一种当地的主要农村副业。

报告大意如下：

作为全国闻名的宁夏唯一特产的枸杞，是药材的大宗商品之一，二战前营销金额达40余万银圆（一银圆价值近似今250元人民币），约占宁夏总输出的1/4。战后由于交通断绝，销路停塞，枸杞种植面积缩小，产量锐减，销售不畅，一度影响到杞农的生计。而中宁枸杞所以能销往外洋，在于其到南部沿海一带及南洋等地另有功用，据说能除瘴气，也可以治麻风病。

外运的枸杞，必须经过一番包装。首先将晒好的枸杞用特制的竹筛子筛过，以大小、颜色区分为贡果（最上品）等7个品级。再将分类好的果子，雇员工拣除里面的杂物及变色生虫的坏果子，最后便是装箱。

装箱时须把分类好的枸杞放在烈日下晒热，装进木制的箱子，压紧后封箱，外面须用桐油、石灰、蒜纸等糊好，使其内外不透空气。如果在包装时拣不干净、压不紧和密封不严，极易使果子生虫或变色。确实做到上述包装，可存放八九个月不变坏。但枸杞最不易保存，不论保管得怎样细心，也不易放过两年。

1949年，中宁县有枸杞1959亩，1950年全县又新种1496亩，每亩平均出产5斗5升，全县共产枸杞1018石（读音dan、担），折合12.5万kg左右。人民银行为了扶助枸杞生产与组织外销，曾前后贷款10亿元（今10万元）左右，帮助种植户与当地商人、小贩购买与推销中宁枸杞。中宁县贸易商店对平衡价格也起了重要的作用——国营商店以平准术平衡枸杞销售价格，维持了市场稳定，消灭了过去大商户操纵市场剥削枸杞种植户利益的现象。

1950年，政府对宁夏枸杞进行调查后，宁夏人民政府与银川贸易商店有计划地扶助产销中宁枸杞，出现了枸杞种植"不仅面积扩大，而且普遍丰收，其情况为十余年来所未见"的大好局面。

由于销路好，往年农历八九月才能外出的枸杞，1950年当年提前两个月就外销了。这主要是因为交通方便，银行举办了活期存放款，取消了旧社会马鸿逵时代的种种限制。

除当地贸易商店私商参加运销外，还有来自四川、湖南等外省及西安市的30多个大商户，运销中宁枸杞，范围广达西安、香港、天津、武汉、广州及四川等地。据统计，国营贸易机关收购中宁枸杞22.8kg，私人商家收购10万余千克，全部出口。

枸杞因销路好，价格较过去提高好多倍，每升(2.5斤)平均价格5万元(今5元)，在当地市场上可换土布一匹或小麦三斗。种植枸杞比种植麦子利润高27.5倍。同时中宁枸杞种植户种植的枸杞一经卖出，即可获得现款，避免了过去中间商人赊欠拖延、过分剥削的现象，提高了中宁农民的购买力，中宁的农民们带着儿女,兴高采烈地到集市购买布匹、农具等,随之而来的是包装枸杞的用品,如木料、钉子、石灰、麻绳、桐油等生意也大大兴隆了起来。

合作化以后,由于实行了计划经济,个体枸杞种植户除了少量的枸杞自营以外,基本由县药材公司统购保销。枸杞市场受到了制约。

这种局面直到改革开放后才得以改观。

第三节　新时期枸杞市场的培育

从民国年间到改革开放前，宁夏枸杞的外销主要集中于东亚大中华文化圈内的国家和地区，特别是朝鲜和日本，这是由中医药经典的传播和中药方剂的实际需要造成的。中国对外开放的经济窗口——香港，则包揽了来自宁夏的枸杞（主要是中宁枸杞）以及其他地区的外销。

20世纪90年代以前，枸杞的销售主要以干果为主。从20世纪60年代到80年代，内蒙古、青海、甘肃、河北等地两度引进宁夏枸杞试种并获得成功。外地枸杞以中宁枸杞名义销售，市场竞争加剧，使中宁枸杞的市场受到了挤压，呈现出颓势。

为了培育枸杞市场，助推枸杞产业发展，2015年10月9日，宁夏回族自治区人民政府第34次主席办公会议决定，成立"宁夏回族自治区推进枸杞产业发展提升工作领导小组"，自治区政府主要领导任组长，分管领导任副组长，自治区编办、发展改革委、科技厅、财政厅等有关部门为成员单位，全力推进宁夏枸杞产业持续健康发展。

2016年1月27日，《再造宁夏枸杞产业发展新优势规划》发布。2016年11月7日，"宁夏回族自治区推进枸杞产业发展提升工作领导小组"决定，在全区范围内开展"宁夏枸杞知名品牌"和"宁夏枸杞优质基地"评选活动。凡是宁夏境内的枸杞生产基地、企业、合作组织、家庭林（农）场等拥有自主品牌的枸杞生产经营主体都可以参评。明确要求：参评枸杞品牌须是在近 3 年内无质量安全事故的自治区级以上林业产业化龙头企业,注册使用"中国名牌产品""中国驰名商标""中国优质农产品""宁夏著名商标""宁夏名牌产品"等品牌。枸杞优质基地评选,须是在宁夏境内集中连片面积 1 000 亩以上、枸杞树龄 3 年以上、单品种纯度 95% 以上,产品连续 3 年通过国家法定质量检验机构产品检验,3 年内未出现重大质量和安全责任事故的基地。

这一决策和表现出的品牌意识,助推了枸杞市场的健康发展。

枸杞作为宁夏回族自治区最具地方特色的农业产业,经过多年发展,以其独特的资源优势和品质优势,已成为推介和宣传宁夏的靓丽名片。2017 年,宁夏境内枸杞种植、加工、营销企业已达 200 余家,具有自主品牌和规模化生产的企业超过 60 家,11 家企业成为全国首批枸杞有机认证试点,枸杞及产品出口量与出口额分别达 6 500 t 与 7 000 万美元,出口到 40 多个国家和港澳台地区。但宁夏枸杞市场的状况正在发生变化。

纵观全国,枸杞市场发展势头最猛的并不是宁夏而是青海——青海枸杞种植面积到 2021 年已达 40 万亩,有机枸杞市场出口创汇超过 1 000 万美元,其中海西蒙古族藏族自治州(简称"海西州")有机枸杞种植面积达 10 万多亩,是中国市场有机枸杞种植面积最大的区域,每年经欧盟认证的有机枸杞出口额列全国首位。

青海枸杞市场的发展,是以中宁枸杞为种苗,以宁夏枸杞技术人才为引领,以种植中宁枸杞为品牌——大批大批的中宁枸杞种植者纷纷到青海种植经营枸杞,带去的是中宁枸杞苗种,种植靠的是中宁枸杞技术,加上青海地大物博,气候温度环境适合中宁枸杞生长,促进了枸杞市场的飞速发展。这就对中宁枸杞市场既构成了威胁,又促使中宁枸杞产业要正视现实,破解枸杞市场发展瓶颈,确保中宁枸杞市场优势,以图中宁枸杞市场长足发展。

中宁枸杞市场面临的问题:近期是安全,即农药残留、质量标准、有机认证；长远是枸杞科研。

要使中宁枸杞市场健康发展，维护和提升市场竞争力，就必须坚持以市场为导向，以标准化生产为抓手，以推进枸杞干果质量安全升级为重点，以科学界定枸杞保健功能为目标，加快制定产业标准体系，着力健全社会化服务，构建全产业链经营机制和可追溯体系，推动产业持续增效、农民增收。政府应率先在所有企业、合作社、种植大户基地，全面推进标准化生产。以质量保证，再造中宁枸杞市场竞争力新优势。

要创造这种新优势，就必须以创新驱动为支撑，以机制创新为突破，挖掘资源优势，夯实产业基础，全面提升宁夏枸杞市场发展水平和市场竞争力。大力推动枸杞种植环节绿色化、基地建设标准化、链条拓展生态化、加工转化精细化、机械应用现代化、营销流通网络化、市场竞争国际化、助农增收常态化，努力实现产业强、品牌亮、质量好、农民富、生态优的发展目标，优化枸杞产业布局，坚持扩面提质相结合、改造新建相结合、集中分散相结合。打造一核两带新格局——即中宁核心产区和清水河流域产业带、银川北部产业带，开发中宁、同心、海原、原州、平罗、惠农、盐池、沙坡头、红寺堡和农垦集团十大枸杞产业区。坚持举办枸杞博览会和枸杞文化艺术节，出版有关中宁枸杞的专著、扩大宣传领域，丰富宣传方式，让中宁枸杞市场具有强大的竞争力。

甘肃枸杞市场的优势：产区集中，面积产量逐年增加，外销顺畅，市场价格上涨，枸杞种植户收入增加，黑枸杞有受市场追捧趋势。靖远、瓜州、玉门等地枸杞质量优良，在市场竞争方面，是中国枸杞出口首选产地之一。

新疆枸杞市场的优势：枸杞生于海拔 1 200~2 700 m 的天山北坡，沙滩或绿洲，南疆也有分布，以博尔塔拉蒙古自治州所产为最多，质量较好，产品运往美国、欧美、东南亚等国市场销售。

内蒙古枸杞市场的优势：其一得益于当地适于枸杞生长的土壤和昼夜

温差大的气候条件，其二是利用黄河水与含有各种矿物质的清水河苦水混灌，其特定条件决定了内蒙古枸杞市场的区域优势，因而内蒙古枸杞色艳、粒大、皮薄、肉厚、籽少、甘甜，外观优于中宁枸杞。注册枸杞商标有"康果""吕布红"。先锋镇种植枸杞已有50余年的历史，"先锋枸杞"以粒大、皮薄、肉厚、味甘，富含多种常量微量元素，营养丰富，品味颇佳，具有一定的市场竞争力。其市场营销也由零星贩卖发展到销售网点遍布全国。

河北枸杞市场优势：种植的三个类型枸杞——"中华01血杞""低糖枸杞"和宁夏枸杞。主要销往全国各省市和东南亚各国和地区，被外商誉为"中华01血杞"具有一定的市场竞争力。

第四节 探讨枸杞市场新模式

一、百瑞源建设宁夏枸杞博物馆

为了扩大枸杞市场，百瑞源于 2010 年 2 月斥资 3 000 万元在宁夏银川建设了规模庞大、内涵丰富的宁夏枸杞博物馆，为枸杞交易提供了新的平台。

自 2011 年 6 月宁夏枸杞博物馆开放运营以来，许多国内外游客乘大巴到馆内参观游览，一边欣赏中国枸杞 4 000 多年的丰富文化，一边采购馆内展示的各种枸杞产品。

这种将市场与旅游结合的模式既创造了惊人的经济效益，又实现了几千年枸杞文化应有的价值，促进了宁夏枸杞市场和旅游产业的快速发展。

到 2022 年，百瑞源宁夏枸杞博物馆已成为中国 4A 级旅游景区，不仅为百瑞源品牌枸杞走向全国和全球市场奠定了坚实的基础，而且为枸杞市场发展提供了新的空间。百瑞源通过宁夏枸杞博物馆连锁专卖店、电子商务、国际贸易等模式，使产品覆盖全球。

二、玺赞庄园枸杞联营供销社

成立于 2013 年 10 月的玺赞庄园枸杞有限公司总部位于枸杞之乡中宁县，企业与供销社联营，依靠中华全国供销合作总社整合中央、自治区、市、县四级供销社资源，与中宁县联合打造现代混合所有制企业，扩大了市场范围，形成了以道地原产地枸杞种植加工销售为核心，以多业态融合发展的经营模式和"直营与经销、高端与中端、线上与线下、国际与国内、批发与零售"的立体营销模式，快速实现了研发、种植、加工、营销、文化旅游、生态循环"六位一体"的现代枸杞全产业链市场布局。

到 2022 年，玺赞企业获得多种市场名号：国家林业重点龙头企业、农业产业化国家重点龙头企业、国家农村产业融合发展示范园、国家枸杞绿色种植标准化示范区、中国重要农业文化遗产中宁枸杞种植系统示范区、中国森林生态药材枸杞种植基地、宁夏枸杞优质基地、"国家生态原产地保护"产品、国家"道地药材认证"产品、中国有机产品认证、中国绿色食品、欧盟有机认证产品、天津达沃斯论坛首次入选枸杞产品、中国农产品加工"金质产品奖"等。

三、沃福百瑞开拓国际市场

成立于 2005 年的宁夏沃福百瑞枸杞产业股份有限公司，先后获得"国家农业产业化重点龙头企业""中国枸杞十大品牌""中国十大出口农产品品牌""自治区农业产业化重点龙头企业""绿色工厂"等荣誉。企业在枸杞保健果汁、枸杞冻干粉、枸杞多糖、枸杞益生菌、枸杞叶黄素、枸杞糖肽、枸杞干果浓缩浆等许多深加工产品的研发方面取得了重要进展，得到了社会的广泛认可。企业将市场瞄准海外，将自己研发出来的"枸杞保健果汁""枸杞冻干粉""枸杞原汁""枸杞干果浓缩浆"等多个深加工产品，先后销售到美国、德国、法国、荷兰、澳大利亚、英国、日本、中国香港等 20 多个国家和地区，在国际市场上赢得了先机。

四、建立企业自己的网络平台

随着网络的迅猛发展，网络营销与直播卖货成为枸杞销售的新手段与新途径，各枸杞经营产地和枸杞营销企业部门，通过这种新手段新途径，为枸杞销售打开了新空间。

各枸杞经营企业单位通过建立自己的网站平台和开通微信公众号，向公众展示自己的企业，介绍自己的枸杞产品。这种展示不同于传统意义上的直白推介，而是彩色照片、现场视频，配以解说，直观、形象、生动地向消费者介绍宣传，让消费者有种身临其境、一目了然的感觉。

当消费者对枸杞产品有直观了解后，通过预留联系电话与微信公众号，就可以购买自己喜欢的枸杞产品，尤其是枸杞深加工产品"锁鲜枸杞""枸杞原浆""枸杞油"等产品，通过网络销售，效果事半功倍。

五、现场直播卖货

现场直播卖货或者带货，是近几年极为火爆的消费方式，其做法是聘请"网红"到枸杞产品现场通过开直播方式，向消费者直接推荐产品，现场看好产品，现场商量好价格，现场成交，然后再通过快递，以最快速度将产品送往消费者手中。

这种现场直播卖货最大的特点是买卖双方不用直接见面，通过直播面对面能够以最快速度就地成交。这种直播卖货方式，尤其适应鲜枸杞的买卖成交。

宁夏中宁县大战场镇有位男"网红"每年到枸杞红了的时候，带着自己的直播团队，来到枸杞园里，站在枸杞树下，拿起枸杞树上一串串鲜红枸杞，直接摘下颗颗枸杞果，喂进自己嘴里，鲜红的枸杞汁令他啧啧称赞。观众看到现场直接，纷纷下订单现场交易。"网红"一边介绍，现场团队人员一边摘下鲜枸杞打包，通过特快专递现场发货。

青海有位女"网红"常年在枸杞园里直播。她将枸杞从发芽到开花结果的全过程全部直播，引起了消费者对枸杞成长全过程的了解兴趣和急于购买鲜枸杞的欲望。待枸杞红遍枸杞园的时候，她在枸杞园现场给消费者展示。销售额度屡创新高。

"网红"直播带动枸杞经营者的销售，许多枸杞经营者学习"网红"直播的方式，也到枸杞园里展示已经红透了的鲜枸杞。他们边说边展示，对面有人拿个手机对着他拍，消费者就可以看得一清二楚，也能够带动销售，但互联网讲究粉丝量和"网红"效益——同样的时间、同样的地点、同样的产品，占有几十万上百万、上千万粉丝的"网红"主播，销售效果与普通人，大相径庭。

思考练习题：

1. 中宁为什么能成为晋商发迹的地方？

2. 中宁枸杞的销售市场是如何转移的？

3. 请简述"福大元"枸杞的历史。

4. 枸杞是宁夏的主要特产之一，在改革开放前的销路如何？为什么？

5. 中宁枸杞的包装过程是如何的？

6. 改革开放后，中宁枸杞的销路有何变化？

7. 宁夏枸杞市场的优势和问题是什么？

8. 青海枸杞市场的发展和宁夏枸杞市场的竞争关系如何？

9. 不同地区的枸杞市场有哪些优势？

10. 百瑞源为什么要建设宁夏枸杞博物馆？

11. 玺赞庄园枸杞有限公司的经营模式是什么？

12. 沃福百瑞先后出口到哪些国家和地区？

13. 怎样建立企业自己的网络平台？

14. 为什么鲜枸杞主播卖货效果显著？

第七章 枸杞产品的加工

枸杞产品的加工方式包括枸杞鲜果加工和枸杞干果加工。这些加工方法既有传统的方式，也有现代的方式。现代枸杞产品加工不仅仅是一种简单的农产品加工方式，而是一个涉及多方面的复杂系统工程，它通过整合现代农业技术、产品研发、市场营销等多个领域的资源，实现了枸杞产业的高质量发展。这部分内容需要专门的课程安排。在高级部分，学生将学习更深入的知识。枸杞从鲜果到干果的烘干的课程在本用书的其他章节中有安排，而本章节主要讲解的是枸杞传统产品的加工方法。

第一节 枸杞酒的酿造加工

一、古代枸杞酒的加工

枸杞的酿酒始载于《诗经·北山》："陟彼北山，言采其杞……或湛乐饮酒"这是枸杞酿酒的最早记载。

历史上，中国古代以枸杞为原料或辅以相关原料酿造的枸杞类名酒很多。

枸酱酒：《史记》《华阳国志》记载，西汉建元六年（公元前135年），鄱阳县县令唐蒙出使南越，南越人用蜀地"枸酱"酒招待他。"枸酱"酒甘美异常，唐蒙问清了它的产地及销路，回长安后上书汉武帝，建议统一西南疆域，并献上了他带回来的"枸酱"酒。汉武帝品尝"枸酱"酒后，感觉味美异常（武帝"甘枸酱"）。汉武帝品尝赞美的"枸酱"酒是用什么原料酿造的呢？既名之曰"枸酱"酒，肯定是用"枸"为原料酿造的醴酒（甜酒）。何谓"枸"？据《神农本草经》《尔雅》《毛诗》《说文解字》《广雅》《康熙字典》等专著及郭璞、陆玑的注释考证，都认为"杞，枸也"；"枸，今枸杞也"。这就是说，"枸"与"杞"为同一种果树的两个名字，通称为"枸杞"。据此可以断定，汉武帝品尝赞美的"枸酱"酒即枸杞酒。

杞本酒：西汉《马王堆帛书五十二病方》是现知我国最古的医学方书，因其目录列有52种病名，故现称《五十二病方》。该书记载："毒乌（喙）者：取杞本长尺，大如指，削，（舂）木臼中，煮以酒"。枸杞酒煮好后，或以汁敷之，或以铁器煮以饮之。

枸杞酒：《千金要方》载，补益精血，乌黑须发，洁白肌肤，使行动轻捷，兼治妇女带下。枸杞子三斤，生地黄汁三升。于十月壬癸日，面东采枸杞子，先以好酒二升，于瓷瓶内，浸二十日，开封后再放入地黄汁，不犯生水，同浸，勿搅之，用纸三层封口，至立春前三十日开瓶。空腹温饮一盏。勿食芜荑、葱。

补肝枸杞酒：《千金要方》载，肝虚下泪，枸杞子二升，绢袋盛，浸一斗酒中（密封）三七日，饮之。

补肾枸杞酒：《千金要方》载，肾虚腰痛，枸杞根、杜仲、萆薢各一斤，好酒三斗渍之，罂中密封，锅中煮一日。饮之任意。

生地黄枸杞酒：《千金要方》载，带下脉数。枸杞根一斤，生地黄五斤，酒一斗煮五升。日日服之。

地骨酒：《圣济总录》《本草纲目》载，壮筋骨，补精髓，延年耐老。枸杞根、生地黄、甘菊花各一斤，捣碎，以水一石，煮取汁五斗，炊糯米五斗，细曲拌匀，入瓮如常封酿。待熟澄清，日饮三盏。

明朝《本草纲目》木部第36卷,《枸杞地骨皮》记载:枸杞酒《外台秘要》云,补虚,去劳热,长肌肉,益颜色,肥健人,治肝虚冲感下泪。用生枸杞子五升捣破,绢袋盛,浸好酒二斗中,密封勿泄气,二七日,服之任性,勿醉。《经验后方》云,枸杞酒:变白,耐老轻身。用枸杞子二升(十月壬癸日,面东采之),以好酒二升,瓷瓶内浸三七日。乃添生地黄汁三升,搅匀密封。至立春前三十日,开瓶。每空心暖饮一盏,至立春后髭发却黑。勿食芜荑、葱、蒜。

二、现代枸杞酒的加工

现代枸杞酒的加工方法主要有两种:传统浸泡和生物发酵。

(一)传统浸泡

传统浸泡加工方法简单,包括选料、破碎、浸泡、过滤、调配、成品、包装和检验等步骤。在枸杞之乡,人们通常食用枸杞鲜果或枸杞干果,加入适量的甘草和红枣等,将其浸泡在白酒中,密封时间越长,枸杞有效成分溶解到白酒里的效果越好。

四川中医学院的一位老中医编写了一首《长寿方歌》:"杞地人参各五钱,羊藿沙苑牡丹三。一沉远志荔核七,千口一杯饮何欢!"这是用枸杞、熟地、人参各5钱,羊藿、沙苑蒺藜、牡丹皮各3钱,沉香、远志各1钱,外加荔枝核7枚,用白酒浸泡49 d后,作为每天少量服用的滋补品。这种方法现在仍在民间流行。

1985年中宁县食品厂生产高粱酒和枸杞酒236 t。1984年,中宁县经济委员会立项,于1985年建成投产了中宁枸杞制品厂,从1992年开始生产销售枸杞酒。2000年4月,宁夏香山酒业有限公司以收购原国有企业中宁枸杞制品厂为基础,成立注册的宁夏中宁枸杞制品有限公司。2000—2003年,对原有企业进行更新改造,引进国内先进设备,开发出了12、18、28、38%Vol.四种档次的枸杞酒。2002年3月,在西安"全国春季糖酒商品交易会"上,"宁夏红"系列产品上市,创下历届糖酒会新产品成交最高纪录,宁夏红的销售辐射全国22个省(区)3个直辖市,80多个地区,生产能力达2万t,工业总产值3.5亿元。2007年9月,宁夏红荣获"中国名牌"产品称号。同年12月,"宁夏红"商标被国家商标局核准注册,2008年"宁夏红枸杞酒的生产方法"荣获世界知识产权组织和国家知识产权局联合授予的"中国专利金奖"。

(二)生物发酵

生物发酵加工方法较为复杂,如枸杞生物发酵酒的生产工艺包括原料预处理、糖化、酵母活化、醪液发酵、压榨再发酵、陈酿、成品、包装和检验等步骤。

1998年,宁夏中宁某技术人员在加工销售枸杞浸泡酒的基础上,应客户需求租用了原中宁啤酒厂中试发酵设备,率先利用常温保鲜枸杞原汁,结合驯化提纯的生物发酵菌种,开展枸杞生物发酵酒加工研究。经过两年的试验总结,于2000年取得成功。2000年7月,为中宁一家公司生产枸杞发酵酒60 t,受到市场欢迎。该项创新技术于2002年1月4日申报国家发明专利,专利号:ZL00214567.8。同时起草了宁夏枸杞生物发酵酒企业标准Q/QHSW0002S。从此,枸杞生物发酵酒生产揭开了新的一页。

2004—2016年,宁夏香山酒业有限公司(以下简称"宁夏香山酒业")先后研发出多款枸杞发酵酒,其中有3个自主知识产权项目通过宁夏回族自治区科技成果鉴定。2014年7月21日,宁夏红枸杞果酒获得国食健字批准加工和销售;2015年5月25日,宁夏红牌红樽酒获得国食健字批准生产和销售。宁夏香山酒业先后参与制定了两项枸杞酒宁夏回族自治区地方标准,分别为《DBS 64/515—2016食品安全地方标准 枸杞果酒》和《DBS 64/517—2016食品安全地方标准 枸杞白兰地》。自2005年至2018年,宁夏香山酒业在枸杞酒加工方面,先后被国家知识产权局授予发明专利12项。

从 2014 年 1 月开始,宁夏香山酒业研发的"传杞"酒产品成功上市,国际巨星成龙为宁夏香山酒业"传杞"代言,"每天喝一点,健康多一点"成为宁夏红的代名词,产品以其独特的品质和时尚的健康消费理念走红全国市场,并出口海外。

第二节 枸杞膏的加工

枸杞膏是传统加工和利用枸杞的主要方法。在中国古代，枸杞与多种药材相配，被广泛加工成膏状，用于养生和治病。

在中国枸杞之乡——中宁县，至今还流传着一种民间加工枸杞膏的方法。人们利用不能商品化的碎而小的枸杞或油货（由于采摘或晾晒时鲜枸杞破损后，产出的颜色不好的枸杞），加入少量细碎的甘草，用水浸泡后放入锅中熬煮透，滤去渣皮和种子，再适量加入糖熬成浆膏，然后装入开口较小的瓦罐中，晾冷结晶后，适量加入白酒封口，再把瓦罐密封 30 d。食用时取出，用瓦制瓶子封装成小剂量，可直接食用，或用于炒肉或开水化开冲服。浆膏由于糖分含量高，所以能自然抑菌，放几年都不会坏。由于金贵，一般都是老年人或多病体弱者服用，食用后头不昏眼不花耳不聋，夜里不尿频、尿急。

枸杞膏在中宁民间流传较广，用于治疗寒证。别小看中宁枸杞等外货，它也是"红宝"。

枸杞膏从加工类别上来讲，主要有清汁型膏和浊汁型膏；从产品使用方法上来讲，有内服膏和外用膏。

一、加工类别

（一）清汁型膏

按膏药配方将精选、清洗的枸杞及其他药材放入药锅内，加水煎煮几次，合并煎液、过滤、静置，取上清液浓缩为清膏。同时，将其他辅料（如胶、糖等）加热溶解、过滤，然后与清膏合并、混匀、浓缩即得。

1. 桂圆参杞膏

【组方】中宁枸杞子 150 g，党参 250 g，桂圆肉 120 g，蜂蜜适量。

【制法】将 3 药择净，放入药罐中，加清水适量，浸泡片刻，水煎取汁，共煎 3 次，3 液合并，文火浓缩后加入适量蜂蜜，至沸停火，候温装瓶。

【服法】每次 1 汤匙，沸水冲服，每日 3 次。

【功能】益气养阴。

【主治】适用于气阴两虚所致的全身乏力、反复外感经久不愈、低热、五心烦热、咽干、咽痛、失眠盗汗、周身不适等。

2. 阿胶养血膏

【组方】中宁枸杞子 22.7 g，黄芪 45.5 g，当归 90.9 g，党参 22.7 g，阿胶 81.8 g，熟地黄、白芍各 45.5 g，炼糖 727 g。

【制法】以上药材，除阿胶外，加水煎煮 3 次，每次 3 h，滤过，合并滤液，浓缩为清膏，加炼糖及溶化的阿胶，混匀，即得。

【服法】口服，每次 9～15 g，每日 2 次。

【功能】益气养血，滋补肝肾。

【主治】适用于气血两虚所致老年体衰、阳痿遗精等症。

3. 杞芪参膏

【组方】中宁枸杞子、黄芪、太子参各 150 g，蜂蜜适量。

【制法】将诸药择净，水煎取汁，共煎 3 次，3 液合并，文火浓缩后，加蜂蜜适量调匀即成。

【服法】每次 10 g，每日 2 次，开水冲饮，或调入稀粥中服食。

【功能】补益肺肾。

【主治】适用于小儿体弱自汗、反复呼吸道感染等。

（二）浊汁型膏

按膏药配方将清洗择净的枸杞及其他药材研细，水煎几次，合并煎液，文火浓缩，然后加入其他辅料（如胶、蜜、粉等）煮沸收膏即得。

1. 西洋参滋补膏

【组方】中宁枸杞子500 g，山楂300 g，西洋参100 g，白砂糖、蜂蜜各200 g。

【制法】将诸药择净，研细，水煎3次，3液合并，文火浓缩，加入西洋参汁、白砂糖、蜂蜜煮沸收膏即成。

【服法】每次5 g，每日2次，早晚各1次，温开水适量送服。

【功能】免疫调节。

【主治】适用于中老年人及体质虚弱易感冒者。

2. 五益膏

【组方】中宁枸杞子、熟地黄各240 g，玉竹、炙黄芪、白术各500 g。

【制法】将诸药择净，研细，水煎3次，3液合并，文火浓缩成膏。

【服法】每次10 g，每日3次，温黄酒适量送服。

【功能】益气养血，补益肝肾。

【主治】适用于诸虚百损。

3. 滋营养液膏

【组方】中宁枸杞子、女贞子、旱莲草、霜桑叶、黑芝麻、黄甘菊、当归身、白芍、熟地黄、黑大豆、南竹叶、白茯神、玉竹、橘红、沙苑蒺藜、炙甘草各12 g，阿胶、白蜜各90 g。

【制法】将诸药择净，研细，水煎3次，3液合并，文火浓缩，加入阿胶、白蜜煮沸收膏即成。

【服法】每次20 g，每日3次，温开水适量送服。

【功能】补益肝肾。

【主治】适用于肝气不和、头晕、耳鸣久不愈等。

二、产品使用

（一）内服膏

按照每种膏药的组方、制法、功能和主治，通过直接食用内服，达到治疗效果。

1. 双补膏

【组方】中宁枸杞子、白术各 20 g，党参、山药、桂圆、黄芪、茯苓各 30 g，甘草 10 g，山茱萸、当归各 15 g，大枣 10 枚。

【制法】将诸药一同放入锅内，加水 1 000 ml，煮取汁液 500 ml。再加水 500 ml，煮取汁液 300 ml。将 2 次药汁混合，文火浓缩至 500 ml，加蜂蜜 100 g 收膏即成。

【服法】每次 20 g，每日 3 次，温开水冲服。

【功能】健脾补血。

【主治】适用于神经衰弱、脾肾亏虚型缺铁性贫血、再生障碍性贫血等。

2. 长春益寿膏

【组方】中宁枸杞子、覆盆子、地骨皮各 75 g，天冬、麦冬、熟地黄、山药、牛膝、地黄、杜仲叶、制何首乌、茯苓、木香、柏子仁、五味子、狗肾各 100 g，人参、花椒、泽泻、石菖蒲、远志各 50 g，菟丝子、金樱子各 200 g。

【制法】将以上 23 味，加水煎煮 3 次，合并煎液，滤过，静置 24 h，取上清液浓缩为清膏，另取清膏 4 倍量的蔗糖，加热溶化，滤过，与清膏合并，混匀，浓缩至稠膏，即得。

【服法】开水冲服，每次 30 g，每日 2 次，早晚各 1 次。

【功能】补五脏，调阴阳，益气血，壮筋骨。

【主治】适用于体虚易倦、早衰健忘、心悸失眠、头晕目眩、腰膝酸软等症。

3. 康媛膏

【组方】中宁枸杞子、黄芪、当归、香附各 50 g，柴胡 15 g，茯苓、续断、白芍各 50 g，白术 25 g，甘草、陈皮各 10 g。

【制法】以上 11 味，加水煎煮 2 次，第 1 次 2 h，第 2 次 1.5 h，合并煎液，滤过，静置，取上清液浓缩为清膏即得。

【服法】开水冲服。每次 20 g，每日 3 次，从月经周期的第 6 日起连服 14 日。

【功能】疏肝解郁，理气止痛，养血调经。

【主治】适用于经前期紧张综合征及原发性痛经，经前乳房胀痛，经来小腹疼痛。

（二）外用膏

按照每组膏药的组方、制法、功能和治疗，通过热敷外贴，达到治疗效果，千万不能内服。

1. 滋肾膏

【组方】中宁枸杞子、牛膝、党参、麦冬各 60 g，生地黄、熟地黄、山药、山茱萸各 120 g，丹皮、泽泻、白茯苓、锁阳、龟板各 90 g，天冬、知母、黄柏、五味、官桂各 30 g。

【制法】将上药择净，用香麻油同煎至药枯焦，滤净，再熬至滴水成珠，入东丹，搅匀收膏。

【用法】摊用，每次 1 贴，贴心口、丹田，每日或隔日 1 换。

【功能】补益肝肾。

【主治】适用于老年水火俱亏，肾气虚乏，下元冷惫，腰痛脚软，夜晚多尿，面黑口干，耳焦枯者。

2. 消脂贴膏

【组方】中宁枸杞子、山楂、首乌各150 g,丹参、川芎、蒲黄、决明子、泽泻、茵陈、苍术、虎杖、葛根各100 g,毛冬青、梧桐叶、檀香、陈皮、冰片各20 g,茺蔚子50 g。

【制法】将上药择净,研细,加凡士林适量调和成膏即成。

【用法】取穴:膻中、中脘、内关、曲池、合谷、丰隆、足三里、三阴交。每个穴位取5 g,膏剂外敷,包扎固定,每日2次,1个月为1个疗程。

【功能】补肾,活血,除湿降浊。

【主治】适用于高脂血症。

3. 腰肾膏

【组方】中宁枸杞子、肉苁蓉、八角茴香、熟地黄、补骨脂、淫羊藿、蛇床子、牛膝、续断、甘草、杜仲、菟丝子、车前子、小茴香、附子、五味子、乳香、没药、丁香、锁阳、樟脑、冰片、薄荷油、肉桂油各等分。

【制法】将诸药择净,研细,制为片状橡胶膏即成。

【用法】外用,贴于腰部两侧腰眼穴或加贴脐下关元穴,痛症贴患处,每日或隔日1换。

【功能】温肾助阳,强筋壮骨,祛风止痛。

【主治】适用于肾虚性腰膝酸痛,肌肉酸痛,夜尿等。

第三节 枸杞茶的加工

枸杞茶是以枸杞果、柄、叶、花为原料,单独或辅以其他中草药花、果配制的养生保健饮品。唐代《食疗本草》中就记载了枸杞叶用于茶饮的食谱,元代《饮膳正要》中也记载了枸杞叶用于茶和粥的食谱。

一、枸杞果茶

枸杞果茶是我国传统饮茶养生方法,按照功能和饮用习惯,分为杞果茶和杞味茶。

(一)杞果茶

将枸杞干果经焙烤以后,直接作为茶品单独饮用或与其他中草药花果、冰糖等伍配,一同放入壶或杯中,然后注入开水,浸泡2~3 min即可饮用。常年饮用,补虚效果良好。

1. 枸杞大枣茶

【组方】枸杞子10 g,大枣5枚。

【制法】将枸杞子和大枣择净,同置茶杯中,冲入沸水,密封浸泡5~10 min饮服。

【服法】每日1剂,嚼食杞枣。

【功能】健脾补肾。

【主治】适用于高脂血症。

2. 杞子莲心茶

【组方】枸杞子 10 g，莲子心 5 g。

【制法】将枸杞子和莲子心择净，同置茶杯中，冲入沸水，密封浸泡 5~10 min 饮服。

【服法】每日 1 剂，嚼食枸杞。

【功能】清热平肝。

【主治】适用于高血压。

3. 杞菊决明茶

【组方】枸杞子、白菊花、决明子各 10 g。

【制法】将枸杞子、白菊花、决明子择净，同置茶杯中，冲入沸水，密封浸泡 5~10 min 饮服。

【服法】每日 1 剂，嚼食枸杞。

【功能】清热平肝。

【主治】适用于高血压。

（二）杞味茶

以枸杞子与茶叶为主，与其他中草药花果、冰糖等伍配，一同放入壶或杯中，然后注入开水，浸泡 2~3 min 即可饮用。饮品不仅具有传统茶的风味，而且具有枸杞等养生功能。是西北地区流行最广的一种茶道。常见的有"二仙"（枸杞子和茶叶为伍）、"五宝""八宝"等。在中宁茨（枸杞）乡，一般居民都饮用杞味茶，而且各自选择配伍的方法。回族的盖碗茶都是杞味茶，自己饮用时配伍比较简单，迎接嘉宾贵客时要用八宝茶。

二、枸杞果柄茶

枸杞子作为中药材的历史悠久，大约从野生采集的时候起，采摘鲜果都要带柄摘取，精心回收。因此，在晾晒以后必须脱柄，枸杞柄成为副产品。这些副产品经过净化焙烤，就是杞柄茶。杞柄茶气味清淡，品质与枸杞子相似，但营养成分较低。在中宁茨（枸杞）乡，居民常用以代茶，有一些新陈代谢功能较差的中老年人则加工自用，作为滋补饮品。

加工方法是将晾晒好的枸杞果柄收集起来，择净阴干，饮用时按照饮用功能要求，单独或与其他中草药、花、果、冰糖等伍配，一同放入壶或杯中，然后注入开水，浸泡 2~3 min 即可饮用。

1. 杞菊果柄龙眼茶

【组方】枸杞果柄 5 g，菊花 5 g，龙眼肉 5 g。

【制法】将择净的枸杞果柄与菊花、龙眼肉同时放入壶中，然后注入开水，待泡开后即可饮用。

【服法】久服，每日不间断，少量多次饮用。

【功能】养血疏肝。

【主治】可使皮肤红润有光泽，提高皮肤弹性。

2. 枸杞果柄枣茶

【组方】枸杞果柄 10 g，大枣 5 枚。

【制法】将择净阴干的枸杞果柄和洗净的大枣，同时放入壶中，然后注入开水，密封浸泡 5~10 min 饮服。

【服法】每日 1~2 剂，嚼食红枣。

【功能】健脾补肾。

【主治】适用于高脂血症。

三、枸杞叶茶

枸杞叶茶生产工艺是以精选的宁夏枸杞嫩叶和牙尖为原料，将原料水洗干净后，利用一般制茶技术的杀青、揉捻、干燥等方法加工而成。

1995 年，宁夏农业机械化学校有位退休教师在银川市西夏区文昌北街新小线附近开垦了 100 亩荒地，种植了 70 亩枸杞。2001 年 6 月，他以宁夏枸杞嫩叶、芽等为原料，借鉴传统制茶工艺，成功研制出了枸杞叶茶，

2002年公司申报备案了"枸杞叶茶"企业标准Q/XYZ001。2003年5月，申报了《枸杞叶茶的制备方法》国家发明专利，授权专利号ZL03 1 38088 3，经过几年努力，又成功研制出了枸杞红茶，于2018年以公司申请备案了"枸杞红茶"企业标准Q/YXGQ0008S—2018。

四、无果枸杞芽茶

无果枸杞芽茶生产工艺是：采取树上6~8 cm的嫩芽，按照一心二叶的标准，将多余的部位分离，经过清洗、杀青、揉捻、初烘、炒茶、提香、包装等生产工艺，生产而成。

为了进一步提高产品附加值，公司采样后，送到农业部天津乳品检测中心以茶叶标准进行检测。结果表明，产品各项指标均优于传统茶和枸杞茶。经与中国科学院茶叶研究所合作，开发出了无果枸杞芽茶，2004年种植基地发展到103亩，2005年分别在中宁县恩和镇、新堡镇、余丁乡、石空镇和宁安镇等地发展到1 800亩，2007年申报的"无果枸杞芽茶的研制"项目通过宁夏回族自治区科技成果鉴定，批准登记号：2007012。

无果枸杞芽的生产是每年从5月开始采摘，到9月底结束，每5~7 d采摘一茬，每年春季从根部留5~8 cm平茬后，对新生长出的嫩芽进行适时采摘，一般亩产量在600~800 kg。

第四节 保鲜枸杞汁的加工

保鲜枸杞汁是从1998年开始研发加工出的一种枸杞创新产品。枸杞汁以当天手工采摘的新鲜枸杞为唯一原料，结合现代生物科学技术，加工出的纯天然枸杞原果汁。主要产品有枸杞原汁、枸杞清汁和枸杞浓缩汁三大类。

一、枸杞原汁

枸杞原汁加工工艺：选料—清洗—破碎打浆—细碎—护色—杀菌—无菌灌装—检验。

枸杞之乡中宁县有位公务员，1996年掌握了枸杞鲜果保鲜技术。1997年毅然决然辞职创办枸杞加工企业。1998年将加工后的保鲜枸杞空运到深圳、上海、成都等地批发销售。

由于零售商没有严格按照有关技术要领操作，导致销售的保鲜枸杞大部分变质，造成损失。在总结经验和对市场进一步分析后，将研发方向转移到了保鲜枸杞原汁加工方面，在借鉴番茄酱加工技术基础上，经过进一步研发，设计出了一条枸杞原汁生产线，对保鲜枸杞原汁加工进行了三个方面敏感性分析和实证研究：一是通过正交实验法，对枸杞原汁抗氧化护色中的抗氧化剂和使用剂量进行了选择；二是通过杀菌条件对产品质量影响的多元分析，确定了巴氏杀菌的具体条件；三是不添加防腐剂，通过调整产品pH达到常温保鲜保质。后来聘请原宁夏一家生物食品方面的工程技术人员，共同完成了技术参数调整和优化，最终成功研发出了保鲜枸杞原汁加工技术。

2000年，研发者申报了"枸杞鲜果保鲜工艺"国家发明专利，授权专利号：ZL00103022.1。同年还申报了"常温保鲜枸杞原汁生产工艺"国家发明专利，授权专利号：ZL00103020.5。2000年5月，起草备案了我国首个"枸杞原汁"企业标准Q/QXSW 0005S。2001年，先后3次向美国Berryyang公司提供枸杞原汁小样，经美方反复分析检测确认后，又空运了3袋20 kg装的大样，最终美国客商确认要进口中国枸杞原汁。当即向国家认证认可监督管理委员会申请备案了"枸杞原汁"出口食品生产企业卫生注册，注册编号：6400/Z11003，注册地址：宁夏中宁县古城乡。当年向美国出口103 t，创汇46万美金。从此宁夏枸杞告别了只有干果出口的历史。

二、枸杞清汁

枸杞清汁加工工艺：选料—清洗—破碎打浆—细碎—护色—离心分离—冷析—精滤—巴氏杀菌—无菌灌装—检验。

2012年，应国外气体饮料生产企业和"杞动力"功能饮料加工原料等需求，宁夏中宁加工枸杞原汁企业针对枸杞原汁中含有大量果肉的问题，利用枸杞原汁研究开发加工枸杞清汁。在长达两年的研究实践中，排除了酶制剂澄清的化学方法，最终选择了高速离心法结合冷析沉降等相结合的物理法加工工艺，进口意大利超速精密离心机等关键设备，经对有关技术参数优化后，研究开发加工出了客户满意的枸杞清汁产品。2004年，起草了宁夏首个枸杞清汁企业标准Q/QXSW 0007S。2015年公司申报的"高速离心法生产枸杞清汁工艺研究"项目，通过了宁夏回族自治区科技成果鉴定，批准登记号：2015066。加工产品从2015年开始出口，在国际市场上实现了枸杞清汁工业化生产。

三、枸杞浓缩汁

枸杞浓缩汁加工工艺：利用加工所得的枸杞原汁或枸杞清汁，按照产品指标要求进行低温真空浓缩后,再经过巴氏杀菌和无菌灌装后检验所得到的产品。

2003年,购买枸杞原汁的美国客户给宁夏中宁枸杞原汁加工企业发来电子邮件提出,能否像其他果汁一样,以枸杞原汁为基础,研究加工出枸杞浓缩汁,以便减少产品包装、运输、仓储等成本。根据客户需求,企业很快制订了方案。针对枸杞汁的特殊性,在理论方面,首先设定了产品的最大浓缩比和浓缩温度两个研究重点。在枸杞浓缩汁加工中,要适时把控最大浓缩比。浓缩比越大,产品的体积就越小,更便于贮存和远距离运输。但原料中含有大量果肉和果胶质,如果含量太高将导致浓缩汁变成半固态的胶状物,无法进行管道输送和无菌灌装。因此,确定产品中的最大浓缩比是加工中的重要问题。

在选择加工工艺时,首先必须保证产品最大限度保存原果汁的风味、色泽、浑浊度和营养成分等,同时,还要达到产品稀释复原后,与原果汁相似的品质。因此在加工中,如何保证设备有很好的蒸发量以加快生产进度,又最大限度保存果汁中的营养成分以确保浓缩汁的质量水平,也是加工中的重要问题。

理论方案确定后,企业首先从上海购来一台20 L真空减压浓缩果汁仪器,对枸杞汁的浓缩比例、时间、温度、颜色、质量及稳定性等诸多方面展开研究,最终将技术参数优化后,将产品的浓缩终点设定在了可溶性固性物35%~40%的范围,将浓缩温度设定在了55~60 ℃。

经过一年多努力,确定了枸杞浓缩汁的加工工艺。样品寄往美国客户后得到了认可,并且在后来的工业化加工和销售中,产品质量始终稳定,客户满意。

2004年,企业起草备案了宁夏首个枸杞浓缩汁企业标准Q/QXSW 0004S。2005年公司申报的"枸杞浓缩汁生产工艺研究"项目,通过宁夏回族自治区科技成果鉴定，批准登记号：2005072，当年荣获宁夏回族自治区科技进步奖三等奖。

第五节　枸杞粉的加工

枸杞粉的传统加工方法：将枸杞鲜果或干果经低温烘焙熟化后，加工成粉状的一种枸杞产品。枸杞加工成粉不但不会影响功效，反而可以增加人体吸收，促进消化。

枸杞粉最初的加工是枸杞之乡的人们在处理加工碎而小的枸杞时，摸索出来的，由于碎而小的枸杞是等外品，卖不上好价钱，甚至卖不出去，于是人们就探索将碎小枸杞（枸杞之乡人们称之为杂枸杞）晒干烘焙后，用石磨石碾磨成粉末，也能达到效果。但由于加工粗糙，卫生营养达不到理想效果，一般都没有商品化，主要是自己食用或送亲戚朋友食用。经过数代人的探索，20世纪末21世纪初，枸杞粉加工有了突破性进展，摸索出了真空冷冻干燥、真空干燥和喷雾干燥三种加工方法。

一、真空冷冻干燥

真空冷冻干燥是将鲜枸杞或用水清洗后的干枸杞预先快速冻结，并在真空状态下，将枸杞中的水分从固态升华成气态，再由解析干燥除去部分结合水，从而达到产品低温脱水干燥的目的。

真空冷冻枸杞粉不仅保持了枸杞原有的色、香、味、形，而且最大限度地保存了枸杞粉中的维生素、蛋白质、微量元素和生物活性成分。产品具有良好的复水性，食用时将枸杞粉加水可在几分钟内复原。

1998年，宁夏枸杞加工科技人员针对枸杞干果制取枸杞粉出现的产品颗粒粗、易返潮结块、含有农药残留等一系列问题，进行了反复试验和工艺参数调整修正，对原枸杞真空冷冻加工工艺进行了创造性的改进，成功探索出了枸杞全粉真空冷冻升华干燥工艺，解决了枸杞粉碎时易返潮结块问题，有效降低了产品农药残留，同时保留了枸杞皮、籽中的蛋白质、维生素、微量元素、高级不饱和脂肪酸及其他营养成分。出口美国40多吨，在国际市场上第一个实现了真空冷冻干燥枸杞全粉的加工和出口。2000年2月，申报了国家发明专利，授权专利号：ZL00102108.7，起草了企业标准：Q/WFBR 0005S。

真空冷冻干燥枸杞粉加工技术具有以下特点：

（1）枸杞在低压下干燥，使物料不致氧化变质，同时能抑制细菌的活力。

（2）枸杞在低温（-40 ℃）低压下干燥，枸杞中的热敏成分能有效保护，可以最大限度地保留枸杞中原有的营养成分、风味和色泽。

（3）干燥过程中，由于枸杞在升华脱水以前先经冻结，形成稳定的固体骨架，保持原有形状。它的多孔结构有很理想的速溶性和快速复水性。

（4）由于枸杞中的水分在预冻后，以冰晶形态存在，原来溶于水中的无机盐之类的溶解物质被均匀分配在物料之中。升华时溶于水中的溶解物质就地析出，避免了产品表面硬化结块和营养损失的现象。

（5）枸杞粉脱水彻底、重量轻，适合长途运输和长期保存。采用铝箔袋包装，在常温下，保质期可达2年。

（6）真空冷冻干燥枸杞粉的主要缺点是设备的投资和运转费用高，冻干过程时间长，产品成本高。

二、真空干燥

1989年，宁夏枸杞加工企业利用真空干燥技术研究开发生产出了枸杞豆浆精，当时产品在宁夏、甘肃、内蒙古各地销售。

真空干燥枸杞粉加工首先是将枸杞鲜果或枸杞干果原料生产出枸杞乳

浊液,杀菌后输入真空浓缩设备中进行浓缩。浓缩至原来的 60%~80%,再输入真空干燥罐内进行干燥。与通常的晒干、烘干、其他干燥方法相比,具有以下特点:

(1) 真空下枸杞溶液的沸点降低,使蒸发器的传热推动力增大,因此一定的传热量可以节省蒸发器的传热面积。

(2) 蒸发操作的热源可采用低压蒸汽或热水加热。

(3) 真空干燥的操作是连续的,其系统可全部采用自动控制。

(4) 干燥机经过优化设计,具有高效除湿系统,脱水量大,效率较高,可很好地保持枸杞中的原有成分、味道、色泽和芳香及营养成分。

(5) 设备在干燥前可进行自动化清洗和消毒处理,干燥过程始终处在密封条件下,符合 GMP 要求。

(6) 属于静态真空干燥器,故干燥枸杞粉的形态不会损坏。

(7) 枸杞粉脱水彻底、重量轻,适合长途运输和长期保存。采用铝箔袋包装,在常温下,保质期可达 2 年。

(8) 真空干燥枸杞粉的主要缺点是,产品在 60~70 ℃的条件下工作,对枸杞粉的热敏成分有一定影响。

三、喷雾干燥

喷雾干燥枸杞粉加工首先将枸杞鲜果或枸杞干果原料生产成枸杞原汁,然后将枸杞原汁输入调配杀菌罐后加入辅料,搅拌均匀后进行预杀菌,经过滤器由高压泵输送到喷雾干燥器顶部的雾化器喷雾,同时,新鲜空气由鼓风机经过滤器、空气加热器及分布器等送入喷雾干燥器的顶部,与雾化的果汁接触、混合,进行干燥。干燥后的枸杞粉由塔底引出,夹带细粉尘的废气经旋风分离器分离出果粉后再由引风机排出。

2005 年,枸杞原汁加工企业应生产功能固体饮料客户要求,以枸杞原汁为原料,突破真空冻干枸杞全粉和真空干燥枸杞粉等产品颗粒快速复水溶解不佳和产品溶解沉淀后有一定渣皮等弱项，先后6次带原料到内蒙古宇航人租用中试设备，研究利用枸杞原汁开发喷雾干燥枸杞鲜果粉加工工艺。获取有关技术参数后，于2006年到青海，利用大型工业化喷雾干燥生产设备完善工艺取得成功，同年起草了中国首个喷雾干燥枸杞粉企业标准Q/QXSW 0006S。2006年，公司先后3次生产销售喷雾干燥枸杞鲜果粉20多吨，在市场上第一个实现了喷雾干燥枸杞鲜果粉的工业化加工。

喷雾干燥枸杞粉加工工艺具有以下特点：

（1）只要生产枸杞粉的干燥条件能保持恒定，产品特性就保持恒定，所以产品的品质、色泽、风味都很稳定。

（2）喷雾干燥的操作是连续的，其系统可全部采用自动控制。

（3）枸杞原料从雾化器喷出到干燥成成品，时间非常短，其热敏成分和营养成分损失少，可最大限度地保留枸杞中的原有成分、味道、色泽和芳香。

（4）枸杞粉是在原料雾化的状态下干燥而成，其产品颗粒细小而均匀，具有很好的速溶性和快速复水性。

（5）喷雾干燥操作具有非常大的灵活性，根据生产需求，喷雾能力每小时几千克到100多吨，生产成本比较低。

（6）枸杞粉脱水彻底、重量轻，适合长途运输和长期保存。采用铝箔袋包装，在常温下，保质期可达2年。

（7）喷雾干燥属于对流型干燥器，它的缺点是热效率比较低，一般为30%~40%。

第六节 枸杞饮料的加工

枸杞饮料的传统制作方法是将枸杞果或果柄洗净烘烤后，加入适量的白糖或冰糖，然后在热开水中泡饮。另外，一种常见的方法是将洗净烘烤过的枸杞果或果柄加入盖碗茶中，以提高茶水饮料的品质和口感。这些方法都能够使枸杞饮料更加美味可口。

现代枸杞饮料主要有固体和液体两种。

一、固体枸杞饮料

固体枸杞饮料是将枸杞果加工成粉状，加入白砂糖等主料和其他食品添加剂，搅拌均匀过筛而成。这种饮料最早由宁夏的一家枸杞加工企业于1989年成功研发，包括枸杞豆浆精和枸杞豆奶粉。这些产品广受市场欢迎，到1994年，年产量已达到600 t，畅销于甘肃、宁夏和内蒙古等地。

2002年9月19日，宁夏的一家企业申请生产和销售谷瑞甘宝牌鲜枸杞颗粒冲剂【卫食健字（2002）第636号】，该产品获得批准。

二、液体枸杞饮料

液体枸杞饮料是一种功能性饮料，由枸杞鲜果汁或者枸杞复水干果汁单独或与其他果汁混合，加入辅料和其他添加剂，搅拌均匀、过滤、均质后进行无菌定量装瓶或装罐。2012年，宁夏枸杞加工企业开发了"杞动力"牌健康能量枸杞饮料，这是一种以枸杞鲜果汁为主要原料的健康植物能量饮品，由前世界网球冠军李娜代言广告，在中央电视台播放。

思考练习题：

1. 枸杞酒的酿造历史可以追溯到哪个时期和哪部古籍记载了这一历史？

2. 现代枸杞酒的加工方法有哪两种？请简要介绍这两种方法。

3. 宁夏红枸杞酒的生产历程有哪些重要节点和荣誉？

4. 什么是枸杞膏？枸杞膏有哪些加工类别？请简述清汁型膏和浊汁型膏的制作方法和适用范围。

5. 枸杞膏有哪些常见的配方？请列举三个配方并简述其主要功效。

6. 请简述三种内服膏的配方、制作方法、功效和主治。

7. 枸杞茶的历史可以追溯到哪个朝代？它最初是如何用于饮品的？

8. 枸杞茶的制作方法主要有哪些步骤？请列出至少三个。

9. 无果枸杞芽茶是如何开发出来的？它的生产过程是什么？

10. 保鲜枸杞汁的研发历程中遇到哪些问题？这些问题是如何解决的？

11. 枸杞浓缩汁的加工工艺是如何确定的？在加工中遇到了哪些问题？

12. 宁夏中宁枸杞原汁加工企业的研发成果有哪些？

13. 枸杞粉有哪些加工方法？

14. 真空冷冻干燥枸杞粉与其他加工方法相比有哪些优点？

15. 喷雾干燥枸杞粉加工工艺有哪些优缺点？

16. 传统制作方法中，为什么要将枸杞果或果柄烘烤后再泡饮？

17. 为什么固体枸杞饮料最早是由宁夏的一家企业研发的？

18. 宁夏枸杞加工企业开发的"杞动力"牌健康能量枸杞饮料，有哪些特点？

第八章 有机枸杞的种植发轫和标准化

第一节 有机枸杞概念和生产标准

在人类社会环境污染严重、农作物和食品受到危害的状态下,有机枸杞概念的提出是一场绿色革命,具有划时代的意义。

枸杞有机种植新概念的提出,不仅开创了一个全新的农作物种植领域,而且将通过枸杞的带动,推广其他农作物的有机种植,最终实现健康食品原料的有机生产,为人类带来更大的益处。因此,这场革命开创了农业领域的新大陆。这种有机种植方式符合天道,顺应自然,从一粒种子到一棵苗,无不体现出人类对自然的尊重和呵护,以及为了人类健康和未来的努力。

一、什么是有机枸杞种植

有机枸杞种植是一种不使用化学合成的肥料、农药和生长调节剂,也不采用基因工程和离子辐射技术的农业生产方法。它遵循自然规律,采用传统农业措施、物理和生物的方法来培肥土壤、防治病虫害,以获得安全的生物及其产物。该生产体系的核心是建立和恢复农业生态系统的生物多样性和良性循环。

二、有机枸杞的田间生产规范

(一)"五化"耕作管理

标准化栽植、机械化耕作、规范化管理、程序化操作模式、部分化节水灌溉，即"五化"耕作管理。

（二）"七统一"

统一规划、统一供苗、统一修剪、统一种植标准、统一技术规程、统一田间作业、统一烘干加工的生产流程，即"七统一"。

（三）"五确保"

确保无污染、确保安全、确保有效、确保可控、确保稳定，即"五确保"。

（四）"两标准"

达到有机枸杞质量标准、达到美国和欧盟对出口枸杞农药残留的限制标准，即"两标准"。

（五）病虫害防治

遵循自然规律，采取农作、物理和生物的方法来培肥土壤，现代高新生物技术（生物植物保护剂、制肥素等、生物酵素肥、生物酶制剂、天然植物生物农药），防治病虫害，以获得安全的农产品，并应用"防""诱""封""工""改""药"相结合的综合技术。

（六）有机认证

建立和完善有机枸杞规范化种植（GAP）技术体系，收获优质枸杞。已获得NOP、EEC和JAS国际枸杞有机基地和加工工厂认证证书。使中国枸杞从这里走向世界，走向未来。

第二节 中国宁夏枸杞质量标准的出现和时代使命

一、宁夏枸杞质量标准的提出、制定和实施

2015年10月16日,宁夏回族自治区政府召开了主席专题会议,着眼大局,从项目支持、政策落实、科技攻关、市场培育、质量监管等方面,合力推进枸杞产业的持续健康发展。为此,正式出台了《宁夏枸杞质量标准体系建设方案》,以标准化推动产业化,以有机化带动高端化,以品牌化带动国际化,推进质量安全标准体系的建设,加快枸杞质量体系建设,再造宁夏枸杞产业发展新优势。

2016年4月8日,主管枸杞产业的宁夏回族自治区副主席在北京主持召开了发展有机枸杞座谈会,争取国家相关部委和科研机构的认可和支持,将枸杞纳入有机产品目录,集中力量进行枸杞安全指标的确定。实施枸杞干果农药残留最大限量与国际接轨,推动枸杞产业健康发展,提高枸杞产品的国际竞争力。

2017年6月1日,宁夏正式颁布了《食品安全地方标准 枸杞》(DBS64/001—2017)。这是一个行业标准,也是一个地方标准,是枸杞国家标准的先声,为宁夏枸杞获得全面的国际认证提供基础和保证。

二、枸杞子电子交易规格标准

1. 基础数据

(1)来源(《中华人民共和国药典》2015版):本品为茄科植物宁夏枸杞 *Lycium barbarum* L. 的干燥成熟果实。栽培。夏、秋二季果实呈红色

时采收，晾至皮皱后，晒干，除去果梗，再用热风烘干。

（2）产地：产于宁夏、内蒙古、青海、新疆、甘肃、河北等地，主产于宁夏中宁，内蒙古，青海海西州、柴达木，新疆精河，甘肃玉门、靖远，河北巨鹿。

（3）枸杞：本品呈类椭圆形或类长椭圆形，长 0.6~2.0 cm，直径 0.3~1.0 cm。表面红色或暗红色，顶端有小突起状的花柱痕，基部有白色的果梗痕。果皮柔韧，皱缩；果肉肉质，柔润。种子 20~50 粒，类肾形，扁而翘，长 0.15~0.19 cm，宽 0.10~0.17 cm，表面浅黄色或棕黄色。气微，味甜。

2. 规格要素说明及名词解释

（1）粒数/50 g：每 50 g 的粒数，用机器筛选分级。同产地枸杞，粒数越小，个头越大，价格越高。

（2）产地：指枸杞产区。除青海、新疆、甘肃玉门、河北以外，产于宁夏以及靠近宁夏的区域枸杞，枸杞果实个头小、质量好。

（3）果形：长条形果为立秋前采摘的一、二、三茬的前期果，一般 7 d 为一茬；长椭圆形果为立秋后采摘的后期果。

（4）油果子：即鲜枸杞采摘时受损，干燥后表面呈油润状，颜色变深呈暗红色。

（5）杂质：树叶、果柄等杂质。

（6）含硫情况：为了使枸杞子颜色鲜艳和快速干燥，鲜果用亚硫酸钠或焦亚硫酸钠喷洒，或用硫黄熏蒸，也能防止干燥过程中变质。用硫黄加工过的枸杞颜色鲜红。

（7）虫蛀、霉变：枸杞子易生虫、霉变，贮存过程中应防潮、防蛀。

（8）干度：枸杞子一般要足干，保证常温下不霉变。在存放不当的情况下，会导致受潮变软，干度较差。

3. 规格等级定义

（1）宁夏枸杞250：产于宁夏及周边，筛选大个的颗粒，每50 g不超过250粒，无杂质，油果子重量占比不超过2%。

（2）宁夏枸杞280：产于宁夏及周边，筛选较大个的颗粒，每50 g不超过300粒，无杂质，油果子重量占比不超过2%。

（3）宁夏枸杞320：产于宁夏及周边，筛选中个的颗粒，每50 g不超过360粒，无杂质，油果子重量占比不超过2%。

（4）宁夏枸杞380：产于宁夏及周边，筛选中个的颗粒，每50 g不超过420粒，无杂质，油果子重量占比不超过2%。

（5）宁夏枸杞440：产于宁夏及周边，筛选中小个的颗粒，每50 g不超过520粒，无杂质，油果子重量占比不超过2%。

（6）宁夏枸杞560：产于宁夏及周边，筛选中小个的颗粒，每50 g不超过620粒，无杂质，油果子重量占比不超过2%。

（7）宁夏枸杞小粒：产于宁夏及周边，筛选中个和大个后剩下的小颗粒，每50 g超过620粒。

（8）青海枸杞180：产于青海，筛选大个的颗粒，每50 g不超过190粒，无杂质，油果子重量占比不超过2%。

（9）青海枸杞220：产于青海，筛选较大个的颗粒，每50 g不超过230粒，无杂质，油果子重量占比不超过2%。

（10）青海枸杞280：产于青海，筛选中个的颗粒，每50 g不超过310粒，无杂质，油果子重量占比不超过2%。

（11）青海枸杞380：产于青海，筛选中个和大个剩下的小颗粒，每50 g不超过390粒，无杂质，油果子重量占比不超过2%。

第三节　无公害，绿色，有机枸杞标准

有机枸杞种植遵循自然规律，采取农作、物理和生物的方法来培肥土壤、防治病虫害，以获得安全的生物及其产物的农业生产体系。核心是建立和恢复农业生产系统的良性循环。既不使用化学合成的肥料、农药、生长调节剂，也不采用基因工程和离子辐射技术。

为了适应这一世界性的食品潮流，2014年10月17日，中华人民共和国农业部发布《绿色食品 枸杞及枸杞制品》部颁标准，2015年1月1日开始正式实施。

这部由农业部枸杞产品质量监督检验测试中心、宁夏农产品质量标准与检测技术研究所科学家们集体起草的标准，对有机枸杞生产加工、销售做了如下主要规定。

1. 范围

规定了绿色食品枸杞及枸杞制品的术语和定义、要求、检验规则、标志和标签、包装、运输与贮存。

标准适用于绿色食品枸杞及枸杞制品（包括枸杞鲜果、枸杞原汁、枸杞干果、枸杞原粉）。

2. 术语和定义

下列术语和定义适用于本文件。

(1) 枸杞鲜果 fresh wolfberry

野生或人工栽培，经过挑选、预冷、冷藏和包装的新鲜枸杞产品。

(2) 枸杞原汁 wolfberry juice

以枸杞鲜果为原料，经过表面清洗、破碎、均质、杀菌、灌装等工艺加工而成的枸杞产品。

(3) 枸杞干果 dried wolfberry

以枸杞鲜果为原料，经预处理后，自然晾晒、热风干燥、冷冻干燥等工艺加工而成的枸杞产品。

(4) 枸杞原粉 wolfberry powder

以枸杞干果为原料，经研磨、粉碎等工艺加工而成的粉状枸杞产品。

(5) 不完善粒 imperfect dried berry

破碎粒、未成熟粒、油果尚有使用价值的枸杞颗粒为不完善粒。

(6) 破碎粒 broken dried berry

失去部分达颗粒体积 1/3 以上的颗粒。

(7) 未成熟粒 immature berry

颗粒不饱满，果肉少而干瘪，颜色过淡，明显与正常枸杞不同的颗粒。

(8) 油果 over-mature or mal-processed dried berry

成熟过度或雨后采摘的鲜果因烘干或晾晒不当，保管不好，颜色变褐，明显与正常枸杞不同的颗粒。

(9) 无使用价值颗粒 non-consumable berry

虫蛀、病斑、霉变粒为无使用价值的颗粒。

(10) 粒度 granulairty

50 g 枸杞所含颗粒的个数。

3. 要求

(1) 产地环境。枸杞人工栽培或野生枸杞的产地环境应符合 NY/T 391

规定。

（2）原料。枸杞制品加工原料应符合绿色食品质量安全要求。

（3）生产过程。枸杞生产过程中农药使用应符合理化指标应符合NY/T 392的规定；加工过程应符合GB 14881的规定。

4. 标志和标签

（1）标志使用应符合《中国绿色食品商标标志设计使用规范手册》规定。

（2）标签应符合GB 7718的规定。

5. 包装、运输和贮存

（1）包装应符合NY/T 658的规定，储运图示应符合GB/T 191的规定。

（2）运输和贮存应符合NY/T 1056的规定。枸杞鲜果运输前还应进行预冷，运输和贮藏时应保持适当的温、湿度，不得露天堆放。

除上述标准外，相关部颁和行业标准尚有由宁夏枸杞协会、经济林技术推广中心、农林科学院枸杞研究所、农业部枸杞质量监督检验测试中心共同起草，经中华人民共和国国家质量监督检验检疫总局、国家标准化管理委员会批准，以GB/T19742—2008号文件发布的《地理标志产品 宁夏枸杞》，并附有《宁夏枸杞地理标志产品保护范围图》。由宁夏出入境检验检疫局起草，中华人民共和国出入境检验检疫局于2000年6月22日发布，11月1日正式实行的行业标准：《进出口枸杞子检验规程》以及其他地方及专业标准。

第四节 中国枸杞的药典标准

从1949年到2015年,国家卫生部药典委员先后10次颁布《中华人民共和国药典》(以下简称《中国药典》)的修订版本。1964年颁布的第二版药典中始列入了枸杞(*L. chinense*)和枸杞的根皮;1977年到2015年的药典却只列了宁夏枸杞(*L. barbarum*)。

虽然,所有版本的药典,枸杞子和地骨皮的描述都类似,但随着时间的推移,宏观特征变得越来越细微;检查和检验指标也发生了很大变化。从宏观性状,到微观、总灰分、鉴定、干燥失重、杂质、提取物含量、酸不溶性灰分和重金属等,检测项目越来越科学精密。从不断出版的药学专著也可以发现,枸杞和地骨皮的质量控制得到了进一步提高。

一、宁夏枸杞的药典标准

《中国药典》(2015年版)枸杞子(LYCII FRUCTUS)相关内容规定:本品为茄科植物宁夏枸杞 *Lycium barbarum* L. 的干燥成熟果实。夏、秋二季果实呈红色时采收,热风烘干,除去果梗,或晾至皮皱后,晒干,除去果梗。

【性状】本品呈类纺锤形或椭圆形,长6~20 mm,直径3~10 mm。表面红色或暗红色,顶端有小突起状的花柱痕,基部有白色的果梗痕。果皮柔韧,皱缩;果肉肉质,柔润。种子20~50粒,类肾形,扁而翘,长1.5~1.9 mm,宽1.0~1.7 mm,表面浅黄色或棕黄色。气微,味甜。

【鉴别】(1)本品粉末黄橙色或红棕色。外果皮表皮细胞表面观呈类多角形或长多角形，垂周壁平直或细波状弯曲，外平周壁表面有平行的角质条纹。中果皮薄壁细胞呈类多角形，壁薄，胞腔内含橙红色或红棕色球形颗粒。种皮石细胞表面呈不规则多角形，壁厚，波状弯曲，层纹清晰。

（2）取本品0.5 g，加水35 ml，加热煮沸15 min，放冷，滤过，滤液用乙酸乙酯15 ml振摇提取，分取乙酸乙酯液，浓缩至1 ml，作为供试品溶液。另取枸杞子对照药材0.5 g，同法制成对照药材溶液。照薄层色谱法（通则0502）试验，吸取上述两种溶液各5 ml，分别点于同一硅胶G薄层板上，以乙酸乙酯－三氯甲烷－甲酸（3∶2∶1）为展开剂，展开，取出，晾干，置紫外光灯（365 nm）下检视。供试品色谱中，在与对照药材色谱相应的位置上，显相同颜色的荧光斑点。

【检查】 水分不得过13.0%（通则0832第二法，温度为80℃）。

重金属及有害元素 照铅、镉、砷、汞、铜测定法（通则2321原子吸收分光光度法或电感耦合等离子体质谱法）测定，铅不得过5 mg/kg；镉不得过0.3 mg/kg；砷不得过2 mg/kg；汞不得过0.2 mg/kg；铜不得过20 mg/kg。

总灰分 不得过5.0%（通则2302）。

【浸出物】 照水溶性浸出物测定法（通则2201）项下的热浸法测定，不得少于55.0%。

【含量测定】枸杞多糖 对照品溶液的制备 取无水葡萄糖对照品25 mg，精密称定，置250 ml量瓶中，加水适量溶解，稀释至刻度，摇匀，即得（每1 ml中含无水葡萄糖0.1 mg）。

标准曲线的制备 精密量取对照品溶液0.2 ml、0.4 ml、0.6 ml、0.8 ml、1.0 ml，分别置具塞试管中，分别加水补至2.0 ml，各精密加入5%苯酚溶液1 ml，摇匀，迅速精密加入硫黄5 ml，摇匀，放置10 min，置40℃水浴中保温15 min，取出，迅速冷却至室温，以相应的试剂为空白，照紫外－

可见分光光度法（通则0401），在490 nm的波长处测定吸光度，以吸光度为纵坐标，浓度为横坐标，绘制标准曲线。

测定法 取本品粗粉约0.5 g，精密称定，加乙醚100 ml，加热回流1 h，静置，放冷，小心弃去乙醚液，残渣置水浴上挥尽乙醚。加入80%乙醇100 ml，加热回流1 h，趁热滤过，滤渣与滤器用热80%乙醇30 ml分次洗涤，滤渣连同滤纸置烧瓶中，加水150 ml，加热回流2 h。趁热滤过，用少量热水洗涤滤器，合并滤液与洗液，放冷，移至250 ml量瓶中，用水稀释至刻度，摇匀，精密量取1 ml，置具塞试管中，加水1.0 ml，照标准曲线的制备项下的方法，自"各精密加入5%苯酚溶液1 ml"起，依法测定吸光度，从标准曲线上读出供试品溶液中含葡萄糖的重量（mg），计算，即得。

本品按干燥品计算，含枸杞多糖以葡萄糖（$C_6H_{12}O_6$）计，不得少于1.8%。

甜菜碱 照高效液相色谱法（通则0512）测定。

色谱条件与系统适用性试验 以氨基键合硅胶为填充剂，以乙腈-水（85：15）为流动相；检测波长为195 nm。理论板数按甜菜碱峰计算应不低于3 000。

对照品溶液的制备 取甜菜碱对照品适量，精密称定，加水制成每1 ml含0.17 mg的溶液，即得。

供试品溶液的制备 取本品粉碎，取约1 g，精密称定，置具塞锥形瓶中，精密加入甲醇50 ml，密塞，称定重量，加热回流1 h，放冷，再称定重量，用甲醇补足减失的重量，摇匀，滤过。精密量取续滤液2 ml，置碱性氧化铝固相萃取柱（2 g）上，用乙醇30 ml洗脱，收集洗脱液，蒸干，残渣加水溶解，转移至2 ml量瓶中，加水至刻度，摇匀，滤过，取续滤液，即得。

测定法 分别精密吸取对照品溶液与供试品溶液各10 μl，注入液相色谱仪，测定，即得。

本品按干燥品计算，含甜菜碱（$C_5H_{11}NO_2$）不得小于0.50%。

【性味与归经】甘，平。归肝、肾经。

【功能与主治】滋补肝肾，益精明目。用于虚劳精亏，腰膝酸痛，眩晕耳鸣，阳痿遗精，内热消渴，血虚萎黄，目昏不明。

【用法与用置】6~12 g。

【贮藏】置阴凉干燥处，防闷热，防潮，防蛀。

《中国药典》明确表明，样本枸杞是宁夏枸杞（也即中宁枸杞）。异地枸杞，故只能大都用作食品和养生用品。

除药典外，中国各省（区）还出台了一些地区药用标准。

由于各省之间的环境和习俗可能存在差异，地方标准不尽如人意。在宁夏，枸杞的果实和叶片的花梗已被广泛使用；在新疆，*L. dasystemum* 的果实已被接受；而甘肃是地骨皮的主要来源。枸杞子和地骨皮的质量标准也随时间的推移发生了显著的变化，并且因它们地理区域而异。

二、枸杞子、地骨皮国外药典标准

（一）枸杞子在世界有关国家药典中的主要标准

序号	国家和地区	药典版本	性状	鉴定	检查
1	中华人民共和国	中华人民共和国药典（2015）	收获，加工，风干，气味，味道，宏观，存储，迹象	显微镜下，TLC	水分≤13.0%，总灰分≤5.0%，浸出物≥55%，多糖≥1.8%，甜菜碱≥0.30%，铅≤5 mg/kg，镉≤0.3 mg/kg，汞≤0.2 mg/kg，铜≤20 mg/kg
2	欧洲	欧洲的药典（9.0）（2016）	干的,完整的,成熟的水果	宏观，微观，TLC	水分≤13%，总灰分≤5%，浸出物≥55%
3	英国	英国的药典Commision（2017）	干的,完整的,成熟的水果	宏观，微观，TLC	水分≤13%，总灰分≤5%，浸出物≥55%
4	日本	日本药典（第17版）（2016）	形态，气味，味道，存储	TLC	异物≤2%，总灰分≤8%，酸不溶性灰分≤1%，浸出物（稀乙醇）≥35%
5	韩国	韩国药典（第11版）（2014）	形态，气味，味道	TLC	异物≤3%，总灰分≤6%，甜菜碱≥0.5%。
		韩国药典（第9版）（2007）		颜色测试	
6	台湾	台湾中医药药典（第2版）（2013）	宏观,适应证,微观,存储	TLC	总灰分≤11%，酸不溶性灰分≤2%，黄曲霉毒素≤15.0 μg/kg，浸出物（稀乙醇≥35%，水≥40%）
7	越南	越南药典（第4版）（2007年）（卫生部，2010年）	宏观，微观，过程，存储，指示	TLC	水分≤11.0%，总灰分≤5.0%，浸出物≥55%，异物≤1%

续表

序号	国家和地区	药典版本	性状	鉴定	检查
8	印度	《印度阿育吠陀药典》API（第6卷）（Ayush New Delhi 部门，1999–2008）	宏观，显微	TLC	异物≤2%，总灰分≤15%，酸不溶性灰分≤2%，浸出物（稀乙醇≥4.5%，水≥20%）

（二）地骨皮在世界有关国家药典中的主要标准

序号	国家和地区	药典版本	性状	鉴定	检查
1	中华人民共和国	中华人民共和国药典（2015）	饮片；收获，过程，气味，味道，宏观，存储，迹象	显微镜下，TLC	水分≤11%，总灰分≤11%，酸不溶性灰分≤3%
2	日本	日本药典（第17版）（2016）	形态，气味，微观，味道，存储	TLC	重金属，砷，水分≤11.5%，总灰分≤20%，酸不溶性灰分≤3%，浸出物（稀释乙醇）≥10%
3	韩国	韩国药典（第11版）（2014）和（第9版）（2007）	形态学，显微	颜色测试，TLC	水分≤12%，异物≤5%，总灰分≤18%，酸不溶性灰分≤3%，浸出物（稀释乙醇）≥8%
4	中国台湾	台湾中药典（第2版）（2013）	宏观，微观，储存	TLC	水分≤14%，总灰分≤15%，重金属≤10 ppm，As≤6 ppm，浸出物（稀乙醇≥8%，水分≥10%）
5	越南	越南药典（第4版）（2007年）（卫生部，2010年）	宏观，微观，过程，存储，指示	宏观，微观，TLC	水分≤11%，异物≤2%，总灰分≤11%

第五节　枸杞有机种植的开端和规模化

近代以来,工业革命尤其是化肥、农药、塑料等"白色革命"对环境和生态产生了负面影响,日益冲击着枸杞这个古老神奇的物种,使其原有的功能日益锐减。水、土、空气、化肥、农药等环境污染因素使得枸杞的品质发生了蜕变。

面对这种衰退趋势,唯有改善种植条件,恢复原生态生产,在返璞归真的基础上再辅以高精尖的加工技术,即有机种植加上高科技提纯加工,才有可能使枸杞重放荣光,成为真正的"生命之果""健康之果""长寿之果"。

一、宁夏枸杞有机种植的开端

种植方面的"有机"概念,秉承了"天地人和"的哲学思想,采用天然种植的方式,不使用化肥农药,是适应时代需要的健康养生理念,是对生物自然原始生态环境的一次回归。中宁枸杞经营者在远离城市城镇的红柳沟畔,打造了原生态枸杞庄园,枸杞产地不使用任何农药除草,使生长在枸杞树旁的野草也高达半人之高,保证了枸杞从种植到生长、从采摘到加工不使用任何农药和添加剂,保持了枸杞的原汁原味和应有的元素。

枸杞经营者还在远离城市和工业区域的同心边远净土、物候条件等同于中宁的地区,让枸杞种植回归自然,恢复枸杞原生态生产方式,开创了生物还原自然状态的生产流程,引领了一场枸杞种植的绿色革命。

有的枸杞企业用生物消灭病虫害,用"锁鲜"技术全封闭加工枸杞,保持了枸杞的纯度和原有质感。

为了保持中宁枸杞不受污染，中宁一些枸杞培育基地从开始，就严禁使用农药和化肥，回归传统农家肥和生物防治病虫害。有机枸杞种植概念的提出和高科技含量的深加工，使中宁枸杞这个传统的"生命之果"真正走向了世界，走进了千家万户，养生益寿，造福人类。

二、有机枸杞种植实现了规模化

根据枸杞生长环境的不同分为普通枸杞、无公害枸杞、绿色枸杞和有机枸杞四大类。其中，有机枸杞被公认为品质最好的产品。

作为主销欧美市场的大型枸杞企业，过去曾被国际市场上的质量认证困扰。为了跨越这道铁的门槛，企业必须遵循市场规律，严格准入准则，把好产品质量这一关。

宁夏枸杞经营者纷纷开始了有机枸杞的种植，他们瞄准国际市场枸杞产业的发展前景，投资数千万元，在宁夏清水河流域、甘肃河西、青海德令哈等地建立了有机枸杞种植示范基地，从枸杞种植环境选址、苗木选育、栽种、施肥、生物技术防治、采摘、运输、深加工、销售等环节，都严格规范管理，形成了枸杞产品严谨的可追溯体系。他们实施了"龙头企业+基地+枸杞合作社"的商业模式，公司免费提供技术指导，免费提供枸杞病虫害防治生物农药。以高于同期市场价20%包销产品，实现双赢。

宁夏有机枸杞基地每年消化枸杞鲜果达4 500 t、枸杞干果2 100 t以上，这些原料经过深加工，转化率提高到15%以上。为了惠及同仁，共同发展做大宁夏枸杞产业，基地为宁夏众多枸杞经营者提供专利技术6项，技术服务110多次。为建立、完善宁夏枸杞深加工产业链条做出了突出贡献。2010年被宁夏农牧厅等政府部门授予宁夏100个现代农业示范基地之一。标志着宁夏有机枸杞的研究、培育、种植、开发、深加工进入了一个崭新的时代，使宁夏有机枸杞、药用枸杞的专业化、规模化、集约化种植，相配套的生物制剂研发、生产、推广和应用都将跃上一个新台阶。

宁夏枸杞龙头企业在贺兰山东麓、中宁县长山头、吴忠红寺堡区3大宁夏枸杞传统核心产区，精心打理了12 000亩标准化、现代化枸杞种植示范自有基地。在行业内率先引进了世界先进的水肥一体化灌溉技术体系、枸杞病虫害生物防控技术体系、枸杞设施制干新技术工艺，严格按照有机枸杞技术规程开展枸杞标准化种植，从品种选育、种植栽培、水肥一体化、病虫害生物防控体系等实施科学管控。2016年，基地顺利通过"德国BCS有机食品认证""国家生态原产地产品保护认证""国家良好农业规范GAP认证""国家有机枸杞转换认证"四项权威认证。被宁夏推荐枸杞产业发展提升领导小组授予"宁夏枸杞优质基地"。

2016年5月12日，在宁夏中宁举行了枸杞有机认证试点暨中宁县GAP认证示范县、质量安全示范县建设启动仪式。宁夏13家枸杞生产企业获批开展有机枸杞认证试点。多家企业获得美国和欧盟有机认证枸杞基地。来自美国、德国的客商每年都会来基地查看，产品供不应求。宁夏各地的枸杞企业相继走上了有机枸杞种植的康庄之路，以不同规模的庄园，发挥了这一趋势，使枸杞产品日益绿色化和国际化，产销日旺。

作为中宁枸杞六大核心产区之一的生态枸杞庄园，以独特的土壤、气候等地理环境和资源优势，将传统古法农耕技艺与现代种植技术完美融合，在万亩荒原上严格按照庄园的模式和品质标准生产、打造中宁优质生态庄园枸杞品牌。经营开发面积达10 000多亩，枸杞种植面积达7 000亩。被认定为国家级"优质果园"和全国首个"中国森林生态药材枸杞种植基地"，先后获准国家生态原产地产品保护认证、GAP认证、国内有机枸杞认证及欧盟、美国、日本有机认证，"第18届中国绿色食品博览会金奖""第十五届中国国际农产品交易会参展农产品金奖"等殊荣。

由于重视有机枸杞的种植、加工、生产，到2022年，宁夏回族自治区已取得 FDA 国际认证——美国食品和药物管理局的简称，是国际医疗审核权威机构，专门从事食品与药品管理的最高执法机关，负责食品、药物、生物制剂、化妆品、医疗器械以及放射产品的安全——枸杞企业已有 11 家。

青海省也成为有机枸杞生产的代表。该地区有机枸杞种植面积超过 10 万亩，是中国有机枸杞种植面积最大的区域。有机认证面积 5 万亩。2021 年，青海省有 4 家有机枸杞种植企业，获得中国质量认证中心颁发的有机（鲜）枸杞认证资质。

思考练习题：

1. 为什么有机种植对枸杞的品质有很大的影响？

2. 为什么有机枸杞被认为是品质最好的产品？

3. 什么是有机枸杞种植？有哪些特点？

4. 有机枸杞的田间生产规范有哪些？有什么作用？

5. 有机枸杞种植的提出具有什么意义？

6. 为什么宁夏政府会出台《宁夏枸杞质量标准体系建设方案》？

7. 为什么要将枸杞纳入有机产品目录？

8. 有机枸杞的生产体系有哪些特点？

9. 绿色食品枸杞及枸杞制品的标准是什么？

10. 枸杞鲜果、枸杞原汁、枸杞干果的感官要求有哪些？

11. 中国枸杞的药典标准有哪些？宁夏枸杞的药典标准是什么？

12. 中国各省区是否存在地方药用标准？为什么？

13. 中国枸杞的主要功能有哪些？它可以治疗哪些疾病？

第九章 甲骨文和诗经中的枸杞

第一节 甲骨文中的枸杞

枸杞是巫术占卜的对象，是祭祀、交际场所的礼仪载体。殷墟甲骨文是华夏族群成文史的最早开篇，枸杞文献有幸列入其中，与华夏成文史同步。

以枸杞为对象的甲骨文字占卜记录。殷商帝王对枸杞生产非常重视。为预测枸杞生产的丰歉与自然灾害，以枸杞为占卜对象的甲骨文字记录见载于甲骨卜辞："己卯卜行贞，王其田亡灾，在杞"等。这类甲骨文字占卜记录，是说殷商国王在"杞""田"中占卜枸杞有无自然灾害。枸杞易遭病虫害，殷商帝王为了祈祷、预测自然灾害和枸杞等农作物的丰歉，他们经常进行占卜。这种记载于甲骨文字中的占卜记录，就是传统农业生产中最早的田野观测记载。这种田野观测记载，给后世留下了成文史中最早的枸杞等植物的宗教信仰记载与巫术活动著录。

以枸杞为贵重礼品的甲骨文字赏赐记录。殷商时期，枸杞就被视为神圣的贵重物品，殷商国王将枸杞作为贵重礼品赏赐予人。殷商武丁时期的卜辞载："癸巳卜，令登赉杞。（《合集》22214）。"关于"赉杞"，《商君·汤誓》载："予其大赉汝。""赉"，《说文》曰："赐也。""杞"，《尔雅·释木》载："杞，枸檵。舍人曰：句，杞也。孙曰：即今枸芑。"

第九章 甲骨文和诗经中的枸杞

甲骨文名家罗振玉依据《说文解字》解释说:"杞,枸杞也,从木已声"。殷商国王用枸杞子赏赐下属,证明枸杞子在殷商时期就是殷商国王的珍贵礼品。殷墟甲骨卜辞关于"令登赉杞"的记载,这是华夏成文史中将枸杞子作为珍贵礼品进行赠送的最早文字记载,也是以枸杞为占卜对象的最早帝王实录文献。殷墟甲骨文记载枸杞的卜辞证实,华夏族群认识、服食枸杞远在殷商之前。

第二节 《诗经》中的枸杞

《诗经》以诗歌这种文艺形式开创了歌咏枸杞的先河。枸杞是药食兼用的农林特产，是人们期盼健康长寿，寄托思想情感的载体。人们赋予了枸杞丰富的文化内涵和表现其内涵的各种文艺形式。《诗经》将枸杞与贤惠的君子、忠贞的爱情、情感的家园、力量的源泉、尊贵的场面、建功立业等精神追求、情感寄托、文化内涵紧密联系，任意比兴，纵情歌咏。《诗经》中以枸杞起兴的歌咏很多，创作了多篇脍炙人口的诗歌。

《诗经》305篇，歌咏枸杞的就有10余篇。这在《诗经》中罕见！这10篇诗作分别是《郑风·将仲子》《小雅·四牡》《小雅·杕杜》《小雅·南山有台》《小雅·湛露》《小雅·四月》《小雅·北山》《大雅·文王有声》《小雅·采芑》《大雅·生民》。

《诗经》中10篇歌咏的枸杞到底在什么地方？其中7篇没有明指其具体地点，3篇确有地域可考：《大雅·生民》《小雅·北山》歌咏采摘的就是今天宁夏地区生产的枸杞，《大雅·文王有声》歌咏的是今陕西丰水岸边生长的枸杞。

一、诗经《郑风·将仲子》

将①仲子兮，无逾我里②，无③折④我树杞⑤。岂敢爱⑥之？畏我父母⑦。仲可怀也，父母之言亦可畏也。

将仲子兮，无逾我墙，无折我树桑。岂敢爱之？畏我诸兄⑧。

仲可怀也，诸兄之言亦可畏也。

将仲子兮，无逾我园⑨，无折我树檀⑩。岂敢爱之？畏人之多言。仲可怀也，人之多言亦可畏也。

【注释】

①将（枪 qiāng）：请。见《卫风·氓》篇。仲子：男子的表字。

②里：五家为邻，五邻为里。里外有墙。"逾里"言越过里墙。

③无（勿 wù）：不要。

④折：《毛传》："折，言伤害也。"

⑤树杞：就是杞树，就是柜柳。逾墙就不免攀缘墙边的树，树枝攀折了留下痕迹，逾墙的事也就瞒不了人。所以请仲子勿折杞也就是请他勿逾里的意思。下二章仿此。

⑥爱：犹"吝惜"。之：指树杞。

⑦母：古音"米 mǐ"。

⑧兄：古音 xuāng。

⑨种果木菜蔬的地方有围墙者为"园"。"逾园"就是逾墙。

⑩檀：树名。

【赏析】

《郑风·将仲子》出自《诗经·国风·郑风》，三章大致描述一位女子为避口舌之嫌，祈求情人离自己居住的地儿远些。所表现的是一位青年女子在先秦男女有别舆论压迫下的畏惧、矛盾心理。

诗歌语言明快，带有市井之风。往复回环，情韵相生，读之扣人心弦，是《诗经》中描写爱情的杰作。

第一章言及枸杞，可见枸杞已在庭院栽培，并且比较贵重。

【译文】

求求你，我的仲子，别翻越我家门户，别折了我种的枸杞树。那是舍不得的枸杞树呵，我是害怕父母。仲子你实在让我牵挂，但父母的话，也让我害怕。

求求你，我的仲子，别翻越我家围墙，别折了我种的绿桑。那是舍不得桑树呵，我是害怕兄长。仲子你实在让我牵挂，但兄长的话，也让我害怕。

求求你，我的仲子，别越过我家菜园，别折了我种的青檀。那是舍不得檀树呵，我是害怕邻人的毁谤。仲子你实在让我牵挂，但邻人的毁谤，也让我害怕。

二、诗经《小雅·四牡》

四牡骓骓①，周道倭迟②。岂不怀归，王事靡盬③，我心伤悲。

四牡骓骓，啴啴④骆⑤马。岂不怀归，王事靡盬，不遑启处⑥。

翩翩者鵻⑦，载飞载下。集于苞⑧栩⑨，王事靡盬，不遑将父。

翩翩者鵻，载飞载止。集于苞杞⑩，王事靡盬，不遑将母。

驾彼四骆，载骤⑪载骎⑫。岂不怀归，是用作歌，将母来谂⑬。

【注释】

① 骓骓：音非，马行走不停歇。

② 倭迟：迂回遥远貌。

③ 盬：音古，不坚固。

④ 啴啴：音摊，喘息貌。

⑤ 骆：音落，白毛黑鬣的马。

⑥ 启处：安居休息。

⑦ 鵻：音追，斑鸠，鹁鸠，鹁鸪。

⑧ 苞：草木丛生。

⑨ 栩：柞，标。

⑩ 杞：枸杞。

⑪ 骤：马飞奔。

⑫ 骎：音侵，形容马走得很快。

⑬ 谂：音中，思念。

【赏析】

叙写出使在外的官员，行车途中，以诗感于路途的遥远迂回，兴言王事的繁重。又以鹁鸪鸟的飞翔，暗示自己在外的颠簸，诗中以"岂不怀归"为主旨，反复咏叹，表现了强烈的思归的感情。其中第四节写到枸杞，看到鹁鸪鸟集于繁盛的枸杞树，似闻其："行不得也，哥哥"的鸣声。

【译文】

四匹公马跑得累，道路悠远又迂回。难道不想把家回？官家差事没个完，我的心里好伤悲。

四匹公马跑得疲，黑鬃白马直喘气。难道不想把家回？官家差事没个完，哪有时间家中息。

鹁鸪飞翔无拘束，忽高忽低多舒服，累了停歇在柞树。官家差事没个完，哪有时间养老父。

鹁鸪飞翔无拘束，飞飞停停真欢偷，累了歇在枸杞树。官家差事没个完，哪有时间养老母。

四骆马车扬鞭赶，马蹄嘚嘚跑得欢。难道不想把家回？将这编首歌儿唱，儿将母亲来思念。

三、诗经《小雅·杕杜》

有杕之杜①，有睆②其实。王事靡③盬，继嗣④我日。日月阳止⑤，女心伤止，征夫遑⑥止。

有杕之杜，其叶萋萋⑦。王事靡盬，我心伤悲。卉木萋止，女心悲止，征夫归止！

陟⑧彼北山，言⑨采其杞。王事靡盬，忧⑩我父母。檀车⑪幝幝四牡痯痯⑫，征夫不远！

匪载⑬匪来，忧心孔疚⑭。斯逝⑮不至，而多为恤⑯。卜筮偕⑰止，会言⑱近止，征夫迩⑲止！

【注释】

① 有：句首语助词，无义。杕（小）：树木孤独貌。杜：一种果木，又名赤棠梨。

② 栩（hun）：果实圆浑貌。实：果实。

③ 靡：没有。盬（gǔ）：停止。

④ 嗣：延长、延续。

⑤ 阳：农历十月，十月又名阳月。止：句尾语气词。

⑥ 遑：闲暇。一说忙。

⑦ 萋萋：草木茂盛貌。

⑧ 陟（zhì）：登山。

⑨ 言：语助词，无义。杞：即枸杞。

⑩ 忧：此为使动用法，使父母忧。一说忧父母无人供养。

⑪ 檀车：役车，一般是用檀木做的，一说是车轮用檀木做的。怦（pēng）怦：破败貌。

⑫ 牡：公马。瘣（guī）苑：疲劳貌。

⑬ 匪：非。载：车子载运。

⑭ 孔：很，大。疚（jiù）：病痛。

⑮ 期：预先约定时间。逝：过去。

⑯ 恤（xù）：忧虑。

⑰ 卜：以龟甲占吉凶。筮（shì）：以蓍草算卦。偕：合。

⑱ 会言：合言，都说。一说"会"为聚合（离人相聚），"言"为语助词，无义。

⑲ 四迩：近。

【赏析】

《小雅·杕杜》共有4节，作品以一棵孤立生长的果树起兴，抒发了背井离乡的"征夫"与父母、妻子相互思念、盼望早日团圆的情怀。其中的第3节前4句写到了枸杞："陟坡北山，言采其枸。王事靡靡，忧我父母"。

【译文】

孤零零的赤棠，枝头结满滚圆的果实。王事没有止息，要延续我孤独的时日。光阴已临十月，女子伤心至极，远征的人想已闲逸。

孤零零的赤棠，叶子正繁茂翠碧。王事没有止息，我心充满哀伤忧戚。草木还那么萋萋，女子无限悲凄，远征的人哪该可以归里。

登上那北山山顶，且去采摘枸杞。王事没有止息。使我父母也忧愁不已。檀木的役车已破，拉车的四马已疲，远征的人该归来在即。

辆辆车子没载着你回归，我忧心忡忡痛苦难耐。预定时间已过你仍没到，我的忧郁如山如海。求卜问筮结果一致，都说你回家指日可待，远征的人离乡已近就要归来。

四、诗经《小雅·南山有台》

南山有台①，北山有莱②。乐只③君子，邦家之基。乐只君子，万寿无期。

南山有桑，北山有杨。乐只君子，邦家之光。乐只君子，万寿无疆。

南山有杞④，北山有李。乐只君子，民之父母。乐只君子，德音⑤不已。

南山有栲⑥，北山有杻⑦。乐只君子，遐⑧不眉寿。乐只君子，德音是茂⑨。

南山有枸⑩，北山有楰⑪。乐只君子，遐不黄耇⑫。乐只君子，保艾⑬尔后。

【注释】

① 台：通"薹"，莎草，又名蓑衣草，可制蓑衣。

② 莱：藜草，嫩叶可食。

③ 只：语助词。

④杞：枸杞。

⑤德音：好名誉。

⑥栲：树名，山樗，俗称鸭椿。

⑦杻（niu）：树名，檍树，俗称菩提树。

⑧遐：何。眉寿：高寿。眉有秀毛，是长寿之相。

⑨茂：美盛。

⑩枸：枸杞。

⑪榎：树名，即鼠梓，也叫苦楸。

⑫黄耇："黄，黄发；耇，老。"

⑬保艾：保养。

【赏析】

这是一首为贵族颂德祝寿的诗。作品以桑、杨、李和枸杞等树木比兴，颂扬"君子"德高望重，祝福他"万寿无疆"，世代平安，子孙兴旺。诗中第三、第五两节与枸杞有关："南山有杞，北山有李……乐只君子，德音不已"，"南山有枸，北山有榎……乐只君子，保艾尔后"。据说"枸杞"一名的来由，源自两个树种特征的合称，其树干为"杞树"的形态，树枝则状如"枸树"鸡爪形的果实。此说在这两节诗文中找到了答案。

【译文】

南山生柔莎，北山长嫩藜。君子真快乐，为国立根基。君子真快乐，万年寿无期。

南山生绿桑，北山长白杨。君子真快乐，为国争荣光。君子真快乐，万年寿无疆。

南山生枸杞，北山长李树。君子真快乐，人民好父母。君子真快乐，美名必永驻。

南山生鸭椿，北山长菩提。君子真快乐，高年寿眉齐。君子真快乐，美德充天地。

南山生枳棋,北山长苦楸。君子真快乐,哪能不长寿。君子真快乐,子孙天保佑。

五、诗经《小雅·湛露》

湛湛①露兮,匪阳②不晞③,厌厌④夜饮,不醉无归。

湛湛露斯,在彼丰草,厌厌夜饮,在宗⑤载考⑥。

湛湛露斯,在彼杞棘,显允君子,莫不令德。

其桐其椅⑦,其实离离⑧,岂弟⑨君子,莫不令仪。

【注释】

①湛湛:音占,露重貌。

②阳:日出

③晞:音希,干。

④厌厌:安也。

⑤宗:同族。

⑥考:成也。留之而成饮。

⑦椅:音一,山桐子。

⑧离离:垂也。

⑨岂弟:音凯替,同恺悌,和易近人。

【赏析】

《小雅·湛露》描写的是周天子以礼设宴招待朝见诸侯的贵族夜宴。宴会厅周围遍植枸杞、荆棘、乔木等树木,树木上挂满了果实,特别是枸杞树上红彤彤的枸杞子,沾满了晶莹透彻的夜露。此诗第三章以"枸杞"起兴,高歌"湛湛露斯,在彼杞棘。显允君子,莫不令德。"宴会厅中杯觥交错,宾主尽欢。诗歌将喝不醉不归的盛大酒宴与沾满了浓浓露水珠的晶莹透红的枸杞子树联想到一起,与神圣的宗庙祭祀、喝不醉不归的盛大宴饮联系在一起，赞颂君子的光明磊落，颂赞君子的好名声，使人感到枸杞子与酒成了神圣祭祀的灵魂导引，盛大宴饮的礼仪高潮，红红火火的激情象征，将周王夜宴诸侯的盛况推上了高峰。

六、诗经《小雅·四月》

四月①维夏，六月徂②暑。先祖匪人③，胡宁④忍予？

秋日凄凄，百卉⑤具腓。乱离瘼⑥矣，爰⑦其适归？

冬日烈烈⑧，飘风⑨发发。民莫不穀⑩，我独何⑪害？

山有嘉卉，侯⑫栗侯梅。废为残贼⑬，莫知其尤⑭！

相⑮彼泉水，载⑯清载浊。我日构⑰祸，曷⑱云能穀？

滔滔江汉⑲，南国之纪⑳。尽瘁以仕㉑，宁莫我有㉒？

匪鹑匪鸢㉓，翰飞㉔戾天。匪鳣匪鲔㉕，潜逃于渊。

山有蕨薇㉖，隰有杞桋㉗。君子作歌，维以告哀。

【注释】

① 四月：指阴历（即今农历）四月。下句"六月"同。

② 徂（cú）：往。徂暑，意谓盛暑即将过去。

③ 匪人：不是他人。

④ 胡宁：为什么。忍予：忍心让我（受苦）。

⑤ 卉（huì）：草的总名。腓（féi）：此系"痱"的假借字，（草木）枯萎或病。

⑥ 瘼（mò）：病、痛苦。

⑦ 爰：何。适：往、去。归：归宿

⑧ 烈烈：即"冽"，严寒的样子。

⑨ 飘风：疾风。发发：状狂风呼啸的拟声词。

⑩ 穀（gǔ）小：善、好。

⑪ 何：通"荷"，承受。

⑫侯：有。

⑬废：大。残贼：残害。

⑭尤：错。罪过。

⑮相：看。

⑯载：又。

⑰构："遘"的假借字，遇。

⑱曷：何。云：语助词。

⑲四江汉：长江、汉水。

⑳南国之纪：指南方各河流。纪，《朱熹集传》："纪，纲纪也，谓经带包络之也。"

㉑尽瘁以仕：尽心尽力以致憔悴。仕：任职。

㉒有：通"友"，友爱，相亲。

㉓匪鹑匪鸢：鹑（chún）：雕。鸢（yuān）：老鹰。

㉔翰飞：飞：高飞。戾（lì）：至。

㉕鳣（zhān）：大鲤鱼。鲔（wěi）：鲟鱼。

㉖蕨薇：两种野菜。

㉗杞：枸杞。桋（hé）：赤楝。

【赏析】

这是一首政治讽喻诗，写周朝一个小官吏行役江南，遭遇变乱，滞留难归，以诗诉说痛苦的心情。为诗人抒发强烈悲愤之情而作。屈原、杜甫等诗人都在一定程度上受到它的影响。诗歌第八章谈到生长于湿洼地的枸杞，是在离乱中真实看到了野生的枸杞，正像自己的处境。

【译文】

四月已经是夏天，六月酷暑就将完。祖先不是别家人，怎忍让我受熬煎？

秋日有风风凄凄，百草凋零百花稀。颠沛流离痛苦深，何时才能回家里？

· 149 ·

冬日寒气真凛冽,狂风呼啸肤欲裂。没有一家不快活,独我遭灾多悲切!
好树好花满山隈,既有栗树也有梅。大受破坏与残害,不知那是谁的罪。
看那山间泉水横,一会清来一会浑。我却天天遇祸患,哪能做个有福人?
长江汉水浪滔滔,统领南方诸河道。鞠躬尽瘁来办事,可是没人说我好。
为人不如鹰和雕,振翅高飞上云霄。为人不如鲤和鲟,潜入深渊把命逃。
蕨菜薇菜长山里,杞树椐树长驻地。我今作首歌儿唱,满腔悲哀诉说起。

七、诗经《小雅·北山》

陟彼北山,言采其杞①。偕偕士子②,朝夕从事。王事靡盬③,忧我父母④。溥⑤天之下,莫非王土;率土之滨⑥,莫非王臣。大夫不均,我从事独贤⑦。四牡彭彭⑧,王事傍傍⑨。嘉我未老,鲜我方将⑩。旅力⑪方刚,经营⑫四方。或燕燕居息⑬,或尽瘁⑭事国;或息偃⑮在床,或不已⑯于行。或不知叫号⑰,或惨惨劬劳⑱;或栖迟⑲偃仰,或王事鞅掌⑳。或湛㉑乐饮酒,或惨惨畏咎㉒;或出入风议㉓,或靡事不为㉔。

【注释】

① 言:语助词。杞:枸杞,落叶灌木,果实入药,有滋补功用。

② 偕(xié)偕:健壮貌。士:周王朝或诸侯国的低级官员。周时官员分卿、大夫、士三等,士的职级最低,士子是这些低级官员的通名。

③ 靡(mǐ)盬(gǔ):无休止

④ 忧我父母:为父母无人服侍而忧心。

⑤ 溥(pǔ):古本作"普"。

⑥ 率土之滨:四海之内。古人以为中国大陆四周环海,自四面海滨之内的土地是中国领土。《尔雅》:"率,自也。"

⑦ 贤:多、劳。

⑧ 牡:公马。周时用四马驾车。彭彭:形容马奔走不息。

⑨ 傍傍:急急忙忙。

⑩ 鲜（xiān）：称货。郑笺："嘉、鲜，皆善也。"方将：正壮。

⑪ 旅力：体力。旅通"膂"。

⑫ 经营：规划治理，此处指操劳办事。

⑬ 燕燕：安闲自得貌。居息：家中休息。

⑭ 尽瘁：尽心竭力。

⑮ 息偃：躺着休息。偃，仰卧。

⑯ 不已：不止。行（háng）：道路。

⑰ 叫号（hào）：呼号。毛传："叫呼号召。"

⑱ 惨惨：又作"懆保"，忧虑不安貌。劬（qú）劳：辛勤劳苦。

⑲ 栖迟：休息游乐。

⑳ 鞅（yāng）掌：事多繁忙，烦劳不堪的样子。

㉑ 见湛（dān）：同"耽"，沉湎。

㉒ 畏咎（jiù）：怕出差错获罪招祸。

㉓ 风议：放言高论。

㉔ 靡事不为：无事不作。

【赏析】

《小雅·北山》描述一个日夜忙于王事的士子对社会劳逸不均的埋怨。诗主要采取对比的手法，将劳逸两方作了细致多面的比较、"大大不均，我从事独贤"。全诗六章运用对比和排比手法批判了上层统治者的骄奢淫逸，给人以强烈的震撼力，突出了诗的主题。而连用十二"或"字，构成排比，增强了诗歌的表现力，将一腔愤慨倾泻而出，不可阻遏，这正是诗人内心情感的强烈写照和自然涌出，同时又戛然而止，奇趣顿生。诗歌第一章目从登临北山采摘枸杞起兴，进而宣泄其情。

【译文】

爬上高高的北山，去采山上枸杞子。

体格健壮的士子,从早到晚要办事。

王的差事没个完,忧我父母失侍奉。

普天之下每寸泥,没有不是王的地。

四海之内每个人,没有不是王的臣。

大夫分派总不公,我的差事多又重。

四马驾车奔驰狂,王事总是急又忙。

夸我年龄正相当,赞我身强力又壮。

体质强健气血刚,派我操劳走四方。

有人安逸家中坐,有人尽心为王国。

有人床榻仰面躺,有人赶路急星火。

有人征发不应召,有人苦累心烦恼

有人游乐睡大觉,有人王事长操劳。

有人享乐贪杯盏,有人惶惶怕责难。

有人溜达闲扯淡,有人百事都得干。

八、诗经《大雅·文王有声》

文王有声,遹骏有声。遹求厥宁,遹观厥成。文王烝哉!

文王受命,有此武功。既伐于崇,作邑于丰。文王烝哉!

筑城伊淢,作丰伊匹。匪棘其欲,遹追来孝。王后烝哉!

王公伊濯,维丰之垣。四方攸同,王后维翰。王后烝哉!

丰水东注,维禹之绩。四方攸同,皇王维辟。皇王烝哉!

镐京辟雍,自西自东,自南自北,无思不服。皇王烝哉!

考卜维王,宅是镐京。维龟正之,武王成之。武王烝哉!

丰水有芑,武王岂不仕?诒厥孙谋,以燕翼子武王烝哉!

诗经《大雅·文王有声》是以枸杞为比兴的歌功颂德诗歌。诗篇中心是歌颂周文王、周武王父子两代在周朝建立过程中的丰功伟绩:周文王继承前代君王功业,继续壮大力量,在周原建立了先周古国,为推翻殷商王朝奠定了坚实的基础。周武王继承父辈志向,又进一步扩展势力,终于完成了消灭殷商的统一大业。诗歌以丰水(今陕西西安沣水)旁边生长的枸杞子树上结满了鲜红的累累果实作比喻,以之象征周武王创建的丰功伟业,教育人们要向伟大的周武王学习,建功立业,泽及后人与后世。

思考练习题：

1. 你认为为什么枸杞在殷商时期被视为神圣的贵重物品？

2. 甲骨文中的枸杞卜辞有哪些作用？

3. 为什么殷商国王要将枸杞子赏赐下属？

4. 《诗经》中有多少篇歌咏枸杞的诗歌？这些诗歌中枸杞所在的地方在哪里？

5. 诗经《小雅·四牡》中的鹁鸪鸟集于哪种树下？这体现了什么样的情感？

6. 诗经《小雅·杕杜》中的征夫是指什么？诗歌中所描述的情感是什么？

第十章　古文古诗中的枸杞

第一节　古代散文中的枸杞

以枸杞为内容的散文佳作。苏轼考究陶渊明《桃花源记(并诗)》的来源,以之寻找自己梦中的"桃花源",寄托自己的真情实感。苏轼认为自己经历见闻中的南阳菊水、青城山溪枸杞水可与之相比。又以自己在颍州梦中所见的仇池与武都仇池相比,认为武都仇池堪比桃花源,可以作为自己的避世之地,故寄聊情感于斯文。

一、苏轼:和陶渊明《桃花源诗序》

和陶渊明《桃花源诗序》

世传桃源事,多过其实。考渊明所记,止言先世避秦乱来此。则渔人所见似是其子孙,非秦人不死者也。又云"杀鸡作食",岂有仙而杀者乎?旧说南阳有菊水,水甘而芳,民居三十余家,饮其水皆寿,或至百二三十岁。蜀青城山老人村,有见五世孙者。道极险远,生不识盐醯;而溪中多枸杞,根如龙蛇,饮其水故寿。近岁道稍通,渐能致五味,而寿亦益衰。桃源盖此比也。使武陵太守得而至焉,则已化为争夺之场久矣。尝意天壤之间若此者甚众,不独桃源。余在颍州,梦至一官府,人物与俗间无异,而山川清远,有足乐者,顾视堂上,榜曰"仇池"。觉而念之,仇池,武都氏故地。

杨难当所保,余何为居之。明日以问客,客有赵令畤德麟者曰:"公何问此?此乃福地,小有洞天之附庸也。杜子美盖云,万古仇池穴,潜通小有天。"神鱼人不见,福地语真传。近接西南境,长怀十九泉。何时一茅屋,送老白云边。他日工部侍郎王钦臣仲至谓余曰:"吾尝奉使过仇池,有九十九泉,万山环之,可以避世如桃源也。"

凡圣无异居,清浊共此世。心闲偶自见,念起忽已逝。
欲知真一处,要使六用废。桃源信不远,藜杖可小憩。
躬耕任地力,绝学抱天艺。臂鸡有时鸣,尻驾无可税。
苓龟亦晨吸,杞狗或夜吠。耘樵得甘芳,龁啮谢炮制。
子骥虽形隔,渊明已心诣。高山不难越,浅水何足厉。
不知我仇池,高举复几岁。从来一生死,近又等痴慧。
蒲涧安期境,罗浮稚川界。梦往从之游,神交发吾蔽。
桃花满庭下,流水在户外。却笑逃秦人,有畏非真契。

二、张栻:《后杞菊赋》

南宋理学家张栻从吃枸杞与菊花切入,写了一篇阐述自己哲学思想的《后杞菊赋》。他以"杞菊"呈现中和之意象,表现物我相得的恬然自适心态,说明天、性、心三者均为天理的直接体现。

后杞菊赋

张子为江陵之数月,时方中春,草木敷荣,经行郡圃,意有所欣。非花柳之是问,眷杞菊之青青。爰命采掇,付之庖人。汲清泉以细烹,屏五味而不亲。甘脆可口,蔚其芬馨。盖日为之加饭,而他物几不足以前陈。饭已扪腹,得意讴吟。客有问者曰:异哉,先生之嗜此也乎？苏公之在胶西，值党禁之方兴，叹斋厨之萧条，乃览乎草木之英。今先生当无事之时，据方伯之位，校吏奔走，颐指如意，广厦延宾，球场享士，清酒百壶，鼎臑俎胾，宰夫奏刀，各献其技，顾无求而弗获，虽醉饱其何忌！而乃乐从夫野人之餐，岂亦下取乎荞菲，不然得无近于矫激，有同于脱粟布被者乎？张子应之曰：天壤之间，孰为正味？厚或腊毒，淡乃其至；猩唇豹胎，旋取诡异；山鲜海错，纷纠莫计。苟滋味之或偏，在六府而成赘；极口腹之欲，初何出于一美！惟杞与菊，中和所萃，谓劲不苦，滑甘靡滞。非若他蔬，善呕走水。既了目而安神，复沃烦而涤秽。验南阳于西河，又颓龄之可制，此其为功，曷可殚纪。况于膏粱之习，贫贱则废。隽永之求，不得则恚。兹随寓之必有，虽约居而足恃。殆将与之终身，又可贻夫同志。子独不见吾纳湖之阴乎？雪销壤肥，其茸葳蕤，与子婆娑，薄言掇之。石铫瓦碗，啜汁咀齑，高论唐虞，咏歌诗书。嗟乎！微斯物，孰同先生之归！

于是相属而歌，殆日晏以忘饥。

【注释】

张栻（1133—1180），字敬夫，后改钦夫，又字乐斋，号南轩，学者称南轩先生。南宋汉州绵竹（今四川绵竹市）人，抗金主将右相张浚之子。张栻是南宋初期学者、教育家。著有《南轩集》四十四卷，由朱熹编定并作序。

第二节 唐诗中的枸杞

历代许多名家都喜欢种植枸杞、服食枸杞。他们得益于枸杞的养生保健作用和文化影响，又都喜欢赞颂枸杞，书写枸杞。他们以自身的体验创作了很多歌咏枸杞的传世佳作。

唐代，枸杞延年益寿的作用深入人心，服食枸杞在达官贵人、文士名流中尤为盛行。唐代大诗人杜甫、孟郊、白居易、包佶、贯休等名流利用"千年枸杞根"变灵犬、枸杞又名"王母杖"的传说，创作了许多脍炙人口的浪漫诗文。

一、皎然的枸杞诗

皎然（约730—799），俗姓谢，字清昼，湖州（浙江吴兴）人，是中国山水诗创始人谢灵运的十世孙，唐代著名诗人、茶僧，吴兴杼山妙喜寺住持，在文学、佛学、茶学等方面颇有造诣。与颜真卿、灵澈、陆羽等和诗，现存诗470首，情调闲适，语言简淡。其诗歌理论著作为《诗式》。

湛处士[①]枸杞架歌

天生灵草生灵地，误生人间人不贵。

独君井上有一根，始觉人间众芳异。

拖线垂丝宜曙看，裴回[②]满架何珊珊。

春风亦解爱此物，裹裹时来傍香实。

湿云缀叶摆不去，翠羽[③]衔花惊畏失。

肯羡孤松不调色，皇天正气肃不得。

我独全生异此辈，顺时荣落不相背。

孤松自被斧斤伤，独我柔枝保无害。

黄油酒囊石棋局，吾羡湛生心出俗。

撷芳牛影风洒怀，其致翩然此中足。

【注释】

① 处士：古时候称有德才而隐居不愿做官的人

② 裴回：亦作"裵回"。彷徨，徘徊不进貌。

③ 翠羽：本义为翠绿色的羽毛，如绿孔雀的羽毛，翠鸟的羽毛，也代指翠鸟。

二、孟郊的枸杞诗

孟郊（751—815），唐代著名诗人，字东野，湖州武康（今浙江德清县）人，46岁始中进士，为溧阳县尉，后迁洛阳。代表作有《游子吟》诗集《孟东野集》。

（一）五言古诗·井上枸杞架

深锁银泉瓮①，高叶架云空。

不与凡木并，自将仙盖同。

影疏千点月，声细万条风。

进子②邻沟外，飘香客位中。

花杯承此饮，椿岁③小无穷。

【注释】

① 甃：（zhòu）井："翠瓜碧李沉玉甃"。

② 子：通"籽"。

③ 椿岁：典故名，典出《庄子集释》卷一上（内篇·逍遥游），是"上古有大椿者，以八千岁为春，八千岁为秋。"后遂以"椿岁"指大椿的年岁。比喻长寿。

三、杜甫的枸杞诗

杜甫（712—770），字子美，自号少陵野老，世称"杜工部""杜少陵"等。河南府巩县（今河南省巩义市）人，唐代伟大的现实主义诗人，杜甫被世人尊为"诗圣"，其诗被称为"诗史"。杜甫与李白合称"李杜"，为了跟另外两位诗人李商隐与杜牧即"小李杜"区别开来，杜甫与李白又合称"大李杜"。

五言律诗·恶树

独绕虚斋径，常持小斧柯①。

幽阴成颇杂，恶木剪还多。

枸杞因吾有，鸡栖②奈汝何。

方知不材者，生长漫婆娑。

【注释】

① 此诗作于上元二年（761），时杜甫避安史之乱，寓居成都草堂。

柯：一作斧子的柄：斧；二作草木的枝茎，这里取后意，名词用作动词，砍伐枝条。

② 鸡栖、树名，指皂荚树，树体高大。

第十章 古文古诗中的枸杞

【赏析】

诗歌表现了诗人想剪除恶树（鸡栖树），又有所顾虑的情态。恶树象征（比喻）依靠权贵、占据高位、对国家无益却生活得意的小人。诗人对恶树的无比厌烦和无奈，在于他想保护对人类健康有大益的枸杞树。

四、刘禹锡的枸杞诗

刘禹锡（772—842），字梦得，出身书香世家，唐代中晚期著名诗人，彭城（今徐州）人。曾任监察御史，是中唐代德宗时王叔文政治改革集团的一员。永贞革新失败后被贬为朗州司马（今湖南常德）。诗以沉郁豪迈著称。

七言律诗·楚州开元寺北院枸杞临井繁茂可观，群贤赋诗
僧房药树依寒井，井有香泉树有灵。
翠黛叶生笼石甃①，殷红子熟照铜瓶。
枝繁本是仙人杖②，根老新成瑞犬形。
上品功能甘露味，还知一勺可延龄。

【注释】

① 石甃：石砌的井壁。
② 仙人杖：枸杞别名，相传为王母娘娘所赐。

五、白居易的枸杞诗

白居易（772—846），唐代伟大的现实主义诗人。字乐天，号香山居士，生于河南新郑，居于关中下饼（渭南）。中唐时期，与元稹共同倡导新乐府运动，世称"元白"。诗作有《秦中吟》《新乐府》名篇为《长恨歌》、

琵琶行》《卖炭翁》等。致仕,居于洛阳,葬于香山。有《白氏长庆集》。

　　七言绝句·和郭使君①题枸杞
　　山阳太守政严明,吏静人安无犬惊。
　　不知灵药根成狗,怪得时闻吠夜声。

【注释】

①使君:汉代称呼太守刺史,汉以后用作对州郡长官的尊称。郭使君,名行余,元和进士,太和初官楚州刺史:在任期间,能够体恤民情,整肃吏治,造福一方百姓。

六、包佶的枸杞诗

包佶,字幼正,润州延陵人(今江苏省丹阳市),汉族。唐朝天宝六年(747年)进士及第。大历中,历任官度支郎中、谏议大夫、知制诰。十二年宰相元载获罪诛,佶坐与载善贬岭南。建中初,任江州刺史,入为户部郎中,改左庶子,充诸道盐铁轻货钱物使。包佶是唐代诗人,与刘长卿、窦叔向诸公皆莫逆之爱(辛文房《唐才子传》卷三)。著有诗一卷。

　　答窦拾遗卧病见寄
　　今春扶病移沧海,几度承恩对白花。
　　送客屡闻帘外鹊,消愁已辨酒中蛇。
　　瓶开枸杞悬泉水,鼎炼芙蓉伏火砂。
　　误入尘埃牵吏役,羞将簿领到君家。

第三节 宋诗中的枸杞

一、陆游的枸杞诗

陆游（1125—1210），字务观，号放翁，越州山阴（今绍兴）人。生逢北宋灭亡之际，少年时即深受家庭爱国思想的熏陶。宋高宗时，参加礼部考试，因受秦桧排斥而仕途不畅。孝宗时赐进士出身，历任州县生吏。乾道七年（1171年），应四川宣抚使王炎之邀，投身军旅，任职于南郑幕府。次年，幕府解散，陆游奉诏入蜀，与范成大相知。不久即因"嘲咏风月"罢官归居故里。嘉泰二年（1202年），宋宁宗诏主持编修孝宗、光宗《两朝实录》和《三朝史》。书成后，长期蛰居山阴。陆游一生笔耕不辍，诗词文俱有很高成就与苏轼并称苏陆。

（一）七言律诗·玉笈斋书事

雪霁茆堂钟磬清，晨斋枸杞一杯羹。
隐书①不厌千回读，大药何时九转成？
孤坐月魂寒彻骨，安眠龟息②浩无声。
剩分松屑为山信，明日青城有使行。

【注释】

① 隐书：旨意隐秘的书。多指道家之书

② 龟息：道教语。谓呼吸调息如龟，不饮不食而能长生。

（二）七言绝句·道室即事之二

松根茯苓味绝珍，甑中枸杞香动人。

劝君下箸不领略，终作邙山一窖尘。

二、杨万里的枸杞诗

杨万里（1127—1206），字廷秀，号诚斋，吉州吉水（今属江西）人。高宗绍兴二十四年（1154）中进士。曾任太常博士、广东提点刑狱、尚书左司郎中兼太子侍读、秘书监等。主张抗金，正直敢言。宁宗时因奸相专权辞官居家，终忧愤而死。诗与尤袤、范成大、陆游齐名。构思新巧，语言通俗明畅，自成一家，时称"诚斋体"。其词风格清新、活泼自然，与诗相近。著有《诚斋集》。

（一）七言律诗·尝枸杞

芥花菘菡①饯春忙，夜吠仙苗②喜晚尝。

味抱土膏甘复脆，气含风露咽犹香。

作齑淡著微施酪，芼茗临时莫过汤。

却忆荆溪古城上，翠条红乳摘盈箱。

【注释】

① 芥花菘菡：芥花，一种美丽的小型黄色开花芸薹属植物，和空心菜，花椰菜、花菜同属芸薹属十字花科，这里应指芥末油。菘，白菜，其分为两种：一种茎圆厚，微青；一种茎圆薄，白色。菡，荷花的别称。

② 夜吠仙苗：见苏轼《次韵正辅同游白水山》中"千年枸杞常夜吠"句，

即指枸杞。

（二）七言绝句·晴望

愁于望处一时销。山亦霜前分外高。

枸杞一丛浑落尽，只残红乳似樱桃。

三、梅尧臣的枸杞诗

梅尧臣（1002—1060），字圣俞，世称宛陵先生，北宋著名现实主义诗人。汉族，宣州宣城（今属安徽）人。宣城古称宛陵，世称宛陵先生。初试不第，以荫补河南主簿。50岁后，于皇祐三年（1051）始得宋仁宗召试，赐同进士出身，为太常博士。以欧阳修荐，为国子监直讲，累迁尚书都官员外郎，故世称"梅直讲""梅都官"。曾参与编撰《新唐书》，并为《孙子兵法》作注。著有《宛陵先生集》六十卷等。

舟中行自采枸杞子

野岸竟多杞，小实霜且丹。

系舟聊以掇，粲粲忽盈盘。

助吾苦羸苶，岂必采琅玕。

自异骄华人，百金求秘丸。

昔闻王子乔，上帝降玉棺。

此焉即不免，但愿在心安。

四、刘敞的枸杞诗

刘敞（1019—1068）北宋史学家、经学家、散文家。字原父，一作原甫，临江新喻（今江西新余）人。庆历六年（1046年）中进士，世称公是先生。

后官至集贤院学士。刘敞学识渊博,尤长于史学,曾助司马光撰《资治通鉴》。欧阳修说他"自六经百氏古今传记,下至天文、地理、卜医、数术、浮屠、老庄之说,无所不通;其为文章尤敏赡"(《集贤院学士刘公墓志铭》),与弟刘攽合称为北宋二刘,著有《公是集》。

野人致枸杞青蒿

（押豪韵）

味薄时共笑，野人犹相高。

春田有余暇，馈我杞与蒿。

酌酒谢其意，采之亦诚劳。

城中多好事，过半称贤豪。

杯肴具五鼎，珠玉轻一毫。

将之献门下，皆有千金褒。

何故背此计，而反从吾曹。

淡泊徒自乐，膏芗未能叨。

信知老农美，颇欲耕东皋。

因闲有余力，从尔观荌薅。

五、苏轼的枸杞诗

苏轼(1037—1101),字子瞻,号东坡居士,眉州眉山(今属四川省眉山市)人。嘉祐二年(1057年),进士及第。宋神宗时历任州府主官。元丰三年(1080年),因"乌台诗案"被贬为黄州团练副使。哲宗即位后,任翰林学士、侍读学士、礼部尚书等职,并转任名州知府,晚年因新党执政被贬惠州、儋州。大赦北还途中卒于常州。苏轼,唐宋八大家之一、宋词豪放派代表,并通音律,悟三宝,性格旷达,率性自然。

第十章 古文古诗中的枸杞

（一）以黄子木拄杖为子由生日之寿

灵寿扶孔光，菊潭饮伯始。
虽云闲草木，岂乐蒙此耻。
一时偶收用，千载相瘢痏。
海南无嘉植，野果名黄子。
坚瘦多节目，天才任操倚。
嗟我始剪裁，世用或缘此。
贵从老夫手，往配先生几。
相从归故山，不愧仙人杞。

【注释】子由，即苏轼之弟苏辙（1039—1112），北宋散文家，与其父苏洵、兄苏轼合称"三苏"，名列"唐宋八大家"。苏轼诗中的"仙人杞"即枸杞。

（二）七言古诗·次韵正辅同游白水山

只知楚越为天涯，不知肝胆非一家。
此身如线自萦绕，左旋右转随缫车。
误抛山林人朝市，平地咫尺千褒斜。
欲从稚川隐罗浮，先与灵运开永嘉。
首参虞舜款韶石，次谒六祖登南华。
仙山一见五色羽，雪树两摘南枝花。
赤鱼白蟹箸屡下，黄柑绿橘笾常加。
糖霜不待蜀客寄，荔枝莫信闽人夸。
恣倾白蜜收五棱，细剧黄土栽三桠。

朱明洞里得灵草，翩然放杖凌苍霞。
岂无轩车驾熟鹿，亦有鼓吹号寒蛙。
仙人劝酒不用勺，石上自有樽拙洼。
径从此路朝玉阙，千里莫遣毫厘差。
故人日夜望我归，相迎欲到长风沙。
岂知乘槎天女侧，独倚云机看织纱。
世间谁似老兄弟，笃爱不复相疵瑕。
相携行到水穷处，庶几一见留子嗟。
千年枸杞常夜吠，无数草棘工藏遮。
但令凡心一洗濯，神人仙药不我遐。
山中归来万想灭，岂复回顾双云鸦。

（三）周教授索枸杞因以诗赠录呈广倅萧大夫

邺侯心藏书手不触，嗟我嗜书终日读。
短檠照字细如毛，怪底眼花悬两目。
扶衰赖有王母杖，名字于今挂仙录。
荒城古堑草露寒，碧叶丛低红菽粟。
春根夏苗秋著子，尽付天随耻充腹。
兰伤桂折缘有用，尔独何损丹其族。
赠君慎勿比薏苡，采之终日不盈掬。
外泽中干非尔侪，敛藏更借秋阳曝。
鸡雍桔梗一称帝，董也虽尊等臣仆。
时复论功不汝遗，异时谨事东篱菊。

（四）枸杞

神药不自闷，罗生满山泽。

日有牛羊忧，岁有野火厄。

越俗不好事，过眼等茨棘。

青荑春自长，绛珠烂莫摘。

短篱护新植，紫笋生卧节。

根茎与花实，收拾无弃物。

大将玄吾鬓，小则饷我客。

似闻朱明洞，中有千岁质。

灵庞或夜吠，可见不可索。

仙人倘许我，借杖扶衰疾。

六、黄庭坚的枸杞诗

黄庭坚（1045—1105），字鲁直，自号山谷道人，江西人。北宋著名诗人、词人、书法家，为"苏门四学士"之一，其书法之精妙。黄庭坚说：他要将显圣寺庭院中的长大的枸杞根茎作为"九节杖"奉献给西王母，知"九节杖"即"仙人杖"，亦即枸杞根茎拐杖。

显圣寺庭枸杞

仙苗寿日月，佛界承露雨。

谁为万年计，乞此一抔土。

扶疏上翠盖，磊落缀丹乳。

去家尚不食，出家何用许。

正恐落人间，采剥四时苦。

养成九节杖,持献西王母。

七、毛滂的枸杞诗

毛滂,字泽民,衢州江山人,约生于北宋嘉祐六年(1061),卒于宣和末年。有《东堂集》十卷和《东堂词》一卷传世。原题:子温以诗将菊本见遗,数日,适病伏枕。今少间,戏作三绝句以报。

子温以诗将菊本见遗数日适病伏枕今少间戏作

更作天随求枸杞,试从子美觅黄精。

但知一饱轻方丈,不为秋毫要眼明。

八、李复的枸杞诗

李复,字履中,长安人(今陕西西安),时称潏水先生。宋神宗元丰二年(1079年)中进士。撰有《潏水集》四十卷,已佚。

慈恩寺枸杞

(押庚韵)

枸杞始甚微,短枝如棘生。今兹七十年,巨干何忻荣。

偶以遗樵薪,遂有嘉树名。雨露养秋实,错落丹乳明。

细蔓如牵牛,半枯犹络萦。晚叶已老硬,不堪芼吾羹。

根大多灵异,岁久精气成。为取入刀圭,颓颠扫霜茎。

第四节 元清诗中的枸杞

一、蒲寿宬的枸杞诗

蒲寿宬,宋朝的官员和诗人,字境泉,号心泉,别号法石。曾担任广东梅州知州、江西吉州知州等职位。

(一)枸杞井

四时可以采,不采当自荣。
青条覆碧甃,见此眼已明。
目为仙人杖,其事因长生。
饮此枸杞水,与结千岁盟。

(二)赋枸杞

神草如蓬世不知,壁间墙角自离离。
辛盘空芼仙人杖,药斧唯寻地骨皮。
千岁未逢朱孺子,四时堪供陆天随。
霜晨忽讶春樱熟,闲摘殷红绕断篱。

二、黄玠的枸杞诗

黄玠,浙江慈溪人,元代诗人。著有《弁山集》《知非稿》《唐诗选纂》

《韵录》《弁山小隐吟录》等书。

采枸杞子作茶饼子

流水河边见碧树，上有万颗珊瑚珠。
此疑仙人不死药，黄鹄衔子来方壶。
露犹未晞手自采，和以玉粉溲云腴。
卧听松风响四壁，未老更读千车书。

三、黄恩赐的枸杞诗

黄恩赐（乾隆时代人），字素俺，云南永北府（今永胜县）人。乾隆十七年（1752年）进士，二十一年（1756年）任宁夏中卫知县。在任期间，编修《中卫县志》。

乐府·竹枝词

六月杞园树树红，宁安药果擅寰中。
千钱一斗矜时价，决胜瘠田[1]岁早丰。
亲串相遗各用情，年年果实喜秋成。
永康[2]酒枣连瓶送，蒸枣枣园夙擅名。

【注释】

① 瘠田：贫瘠的田地。

② 永康：中卫地名，在黄河南岸。

思考练习题：

1. 苏轼为什么以枸杞和菊花来寄托自己的真情实感？这种寄托方式有什么含义？

2. 张栻从什么角度写了《后杞菊赋》？他想表达什么思想？

3. 本节介绍了哪些唐代诗人与枸杞有关？他们是如何表达对枸杞的赞美的？

4. 本节中，皎然的枸杞诗中，哪些文字描写了枸杞的形态？

5. 在本节中，哪位唐代诗人的枸杞诗中，将枸杞与鸡栖树进行对比？这种对比的含义是什么？

6. 陆游在枸杞诗中表达了哪些情感？请结合他的生平背景来作答。

7. 梅尧臣的诗《舟中行自采枸杞子》中，他如何表达了自己的态度和情感？

8. 苏轼的枸杞诗中，他如何运用诗歌表达自己的情感和思想？

9. 蒲寿宬的枸杞诗和黄玠的枸杞诗在主题和风格上有哪些不同之处？

10. 黄恩赐的生平和创作特点是什么？

11. 竹枝词"绝胜瘦田岁早丰"的意思是什么？

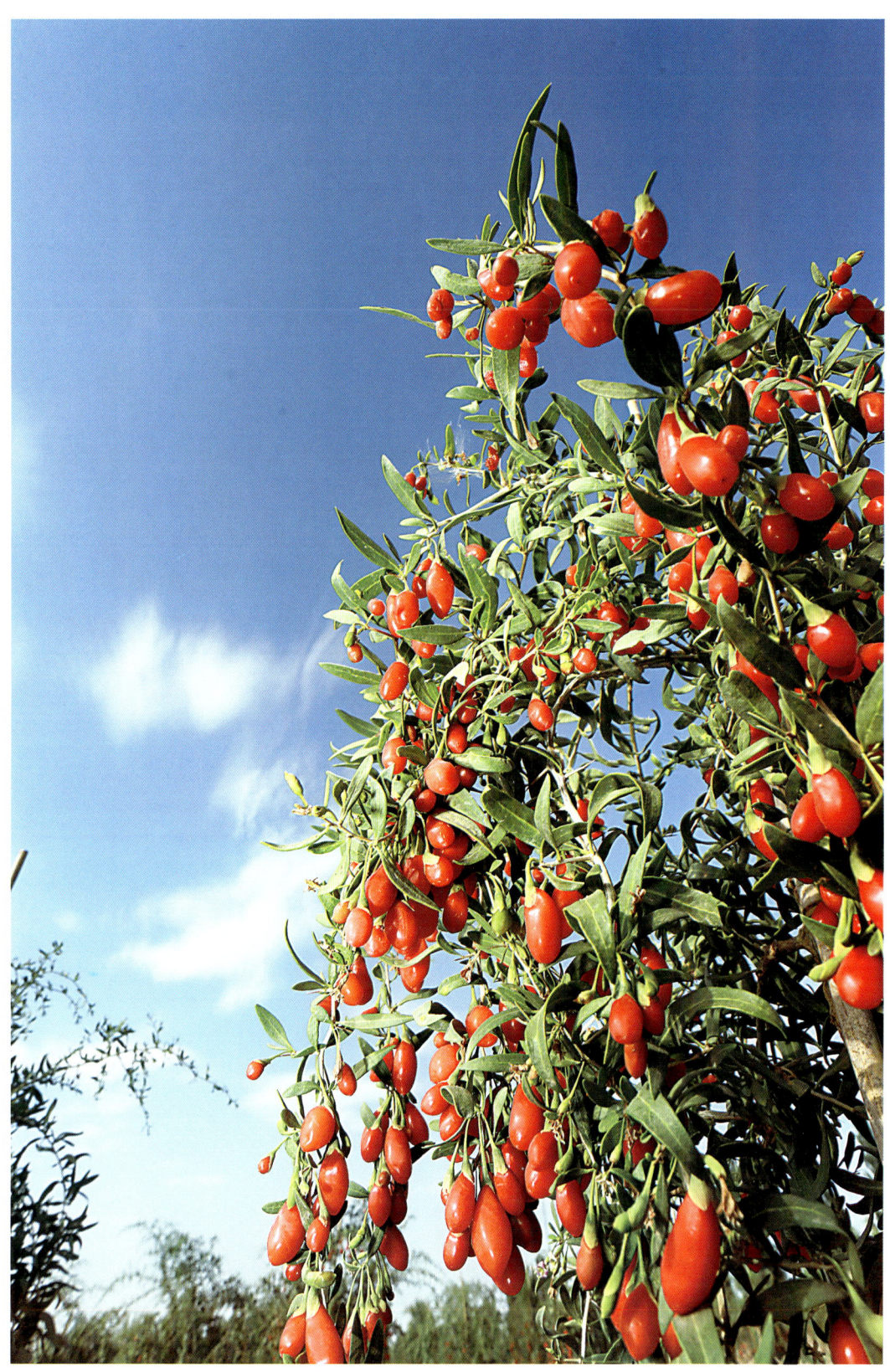

成熟的红枸杞

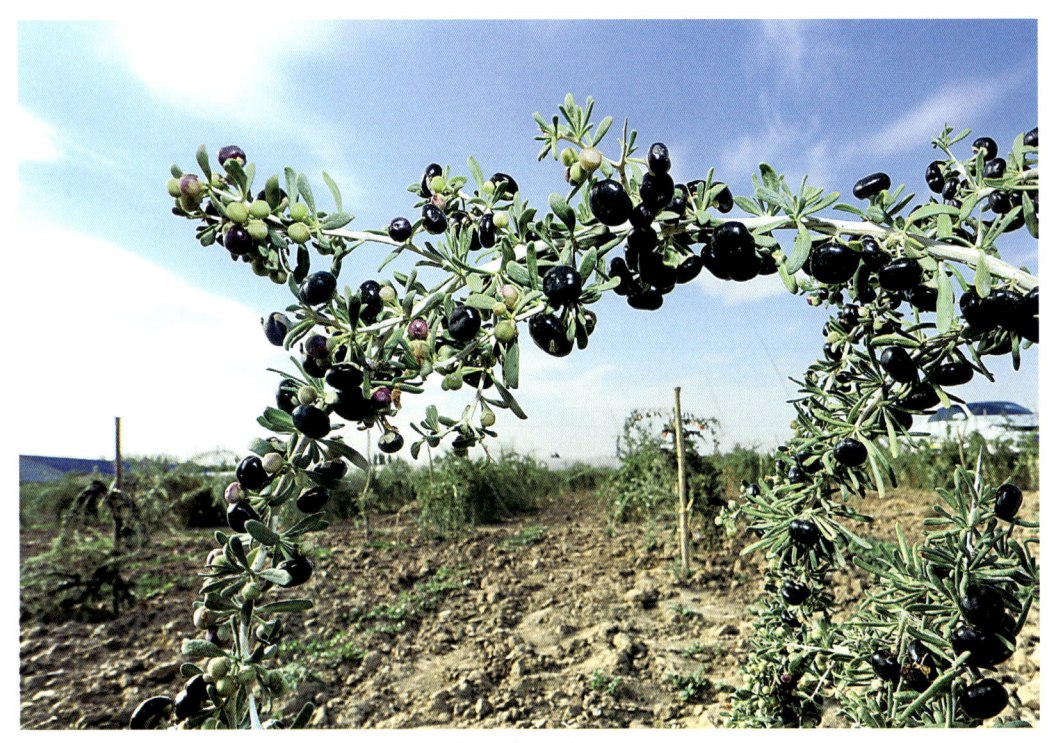

成熟的黑枸杞

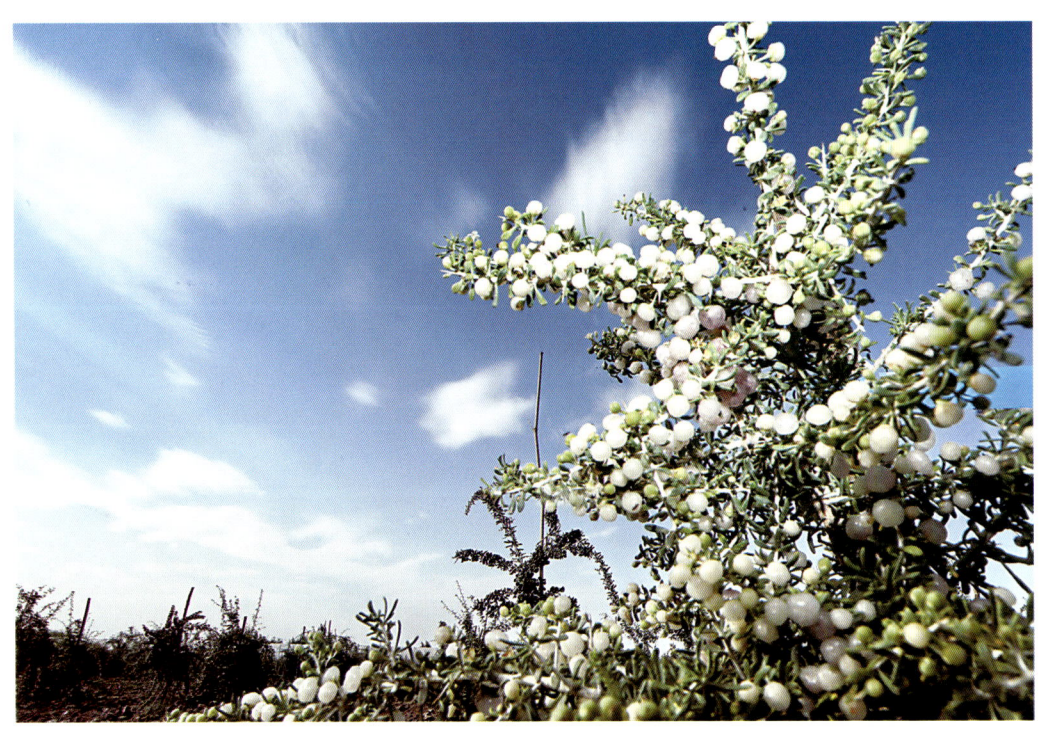

成熟的白枸杞

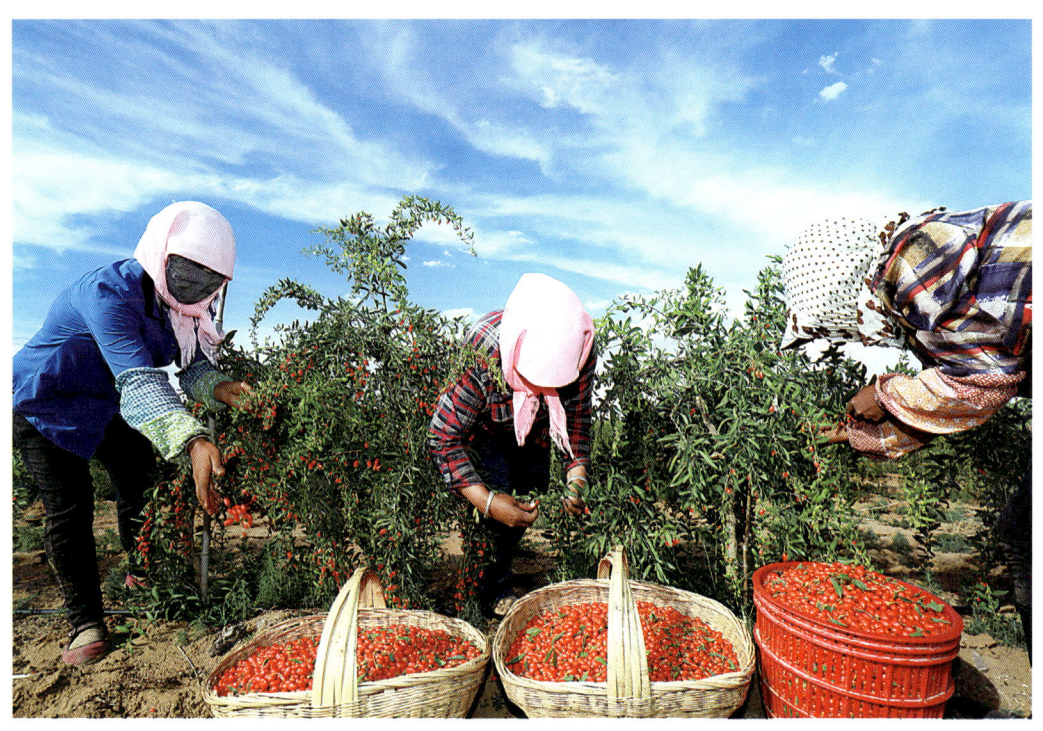

手工采摘红枸杞

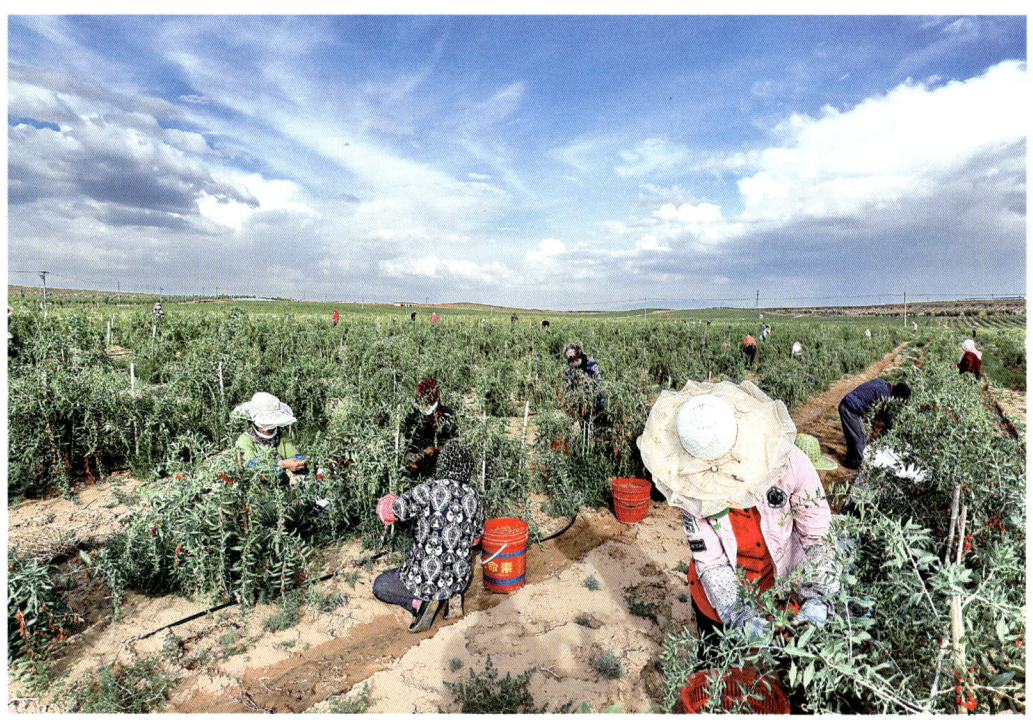

手工采摘红枸杞

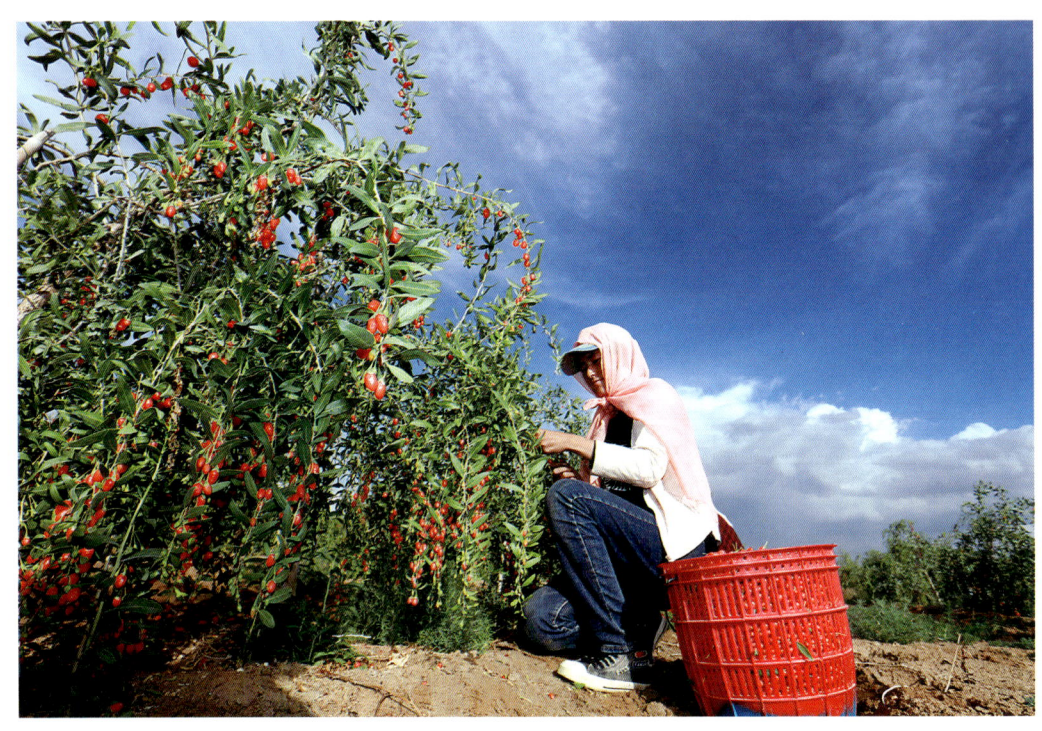

手工采摘红枸杞

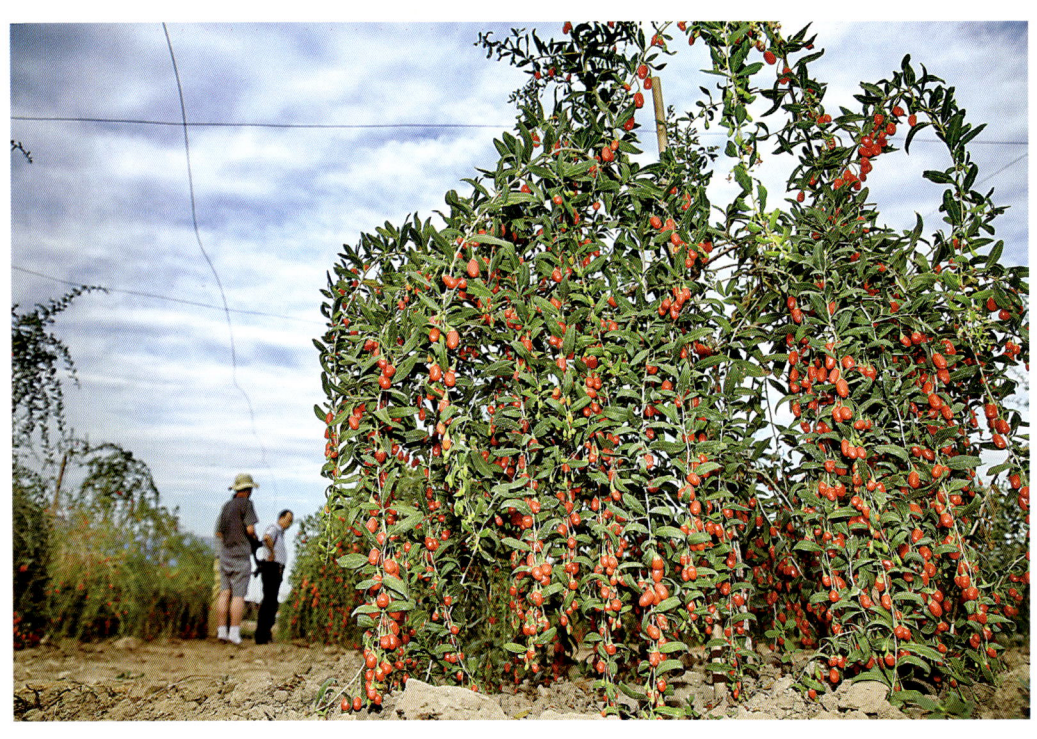

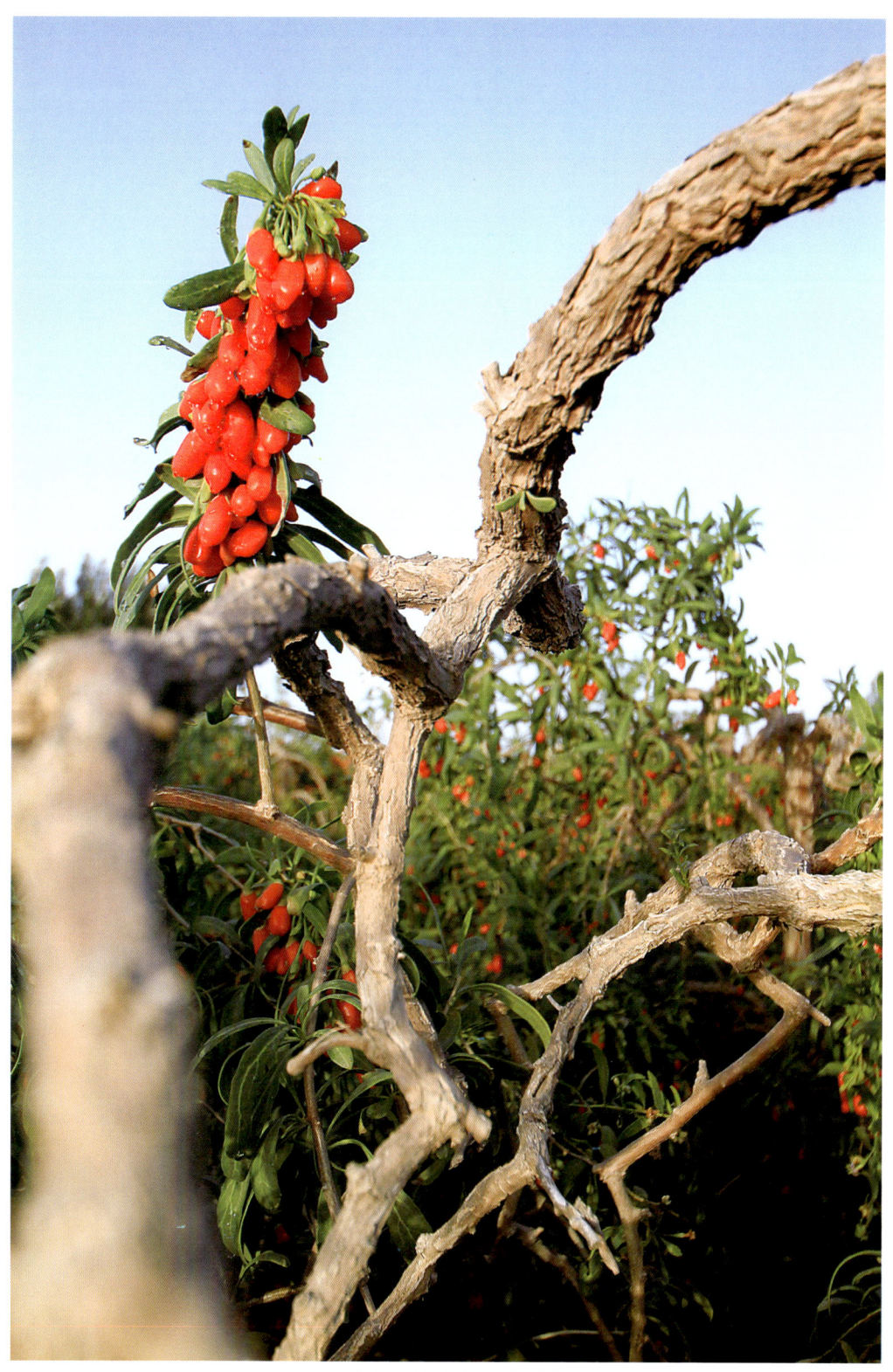

老枝上结出的红枸杞

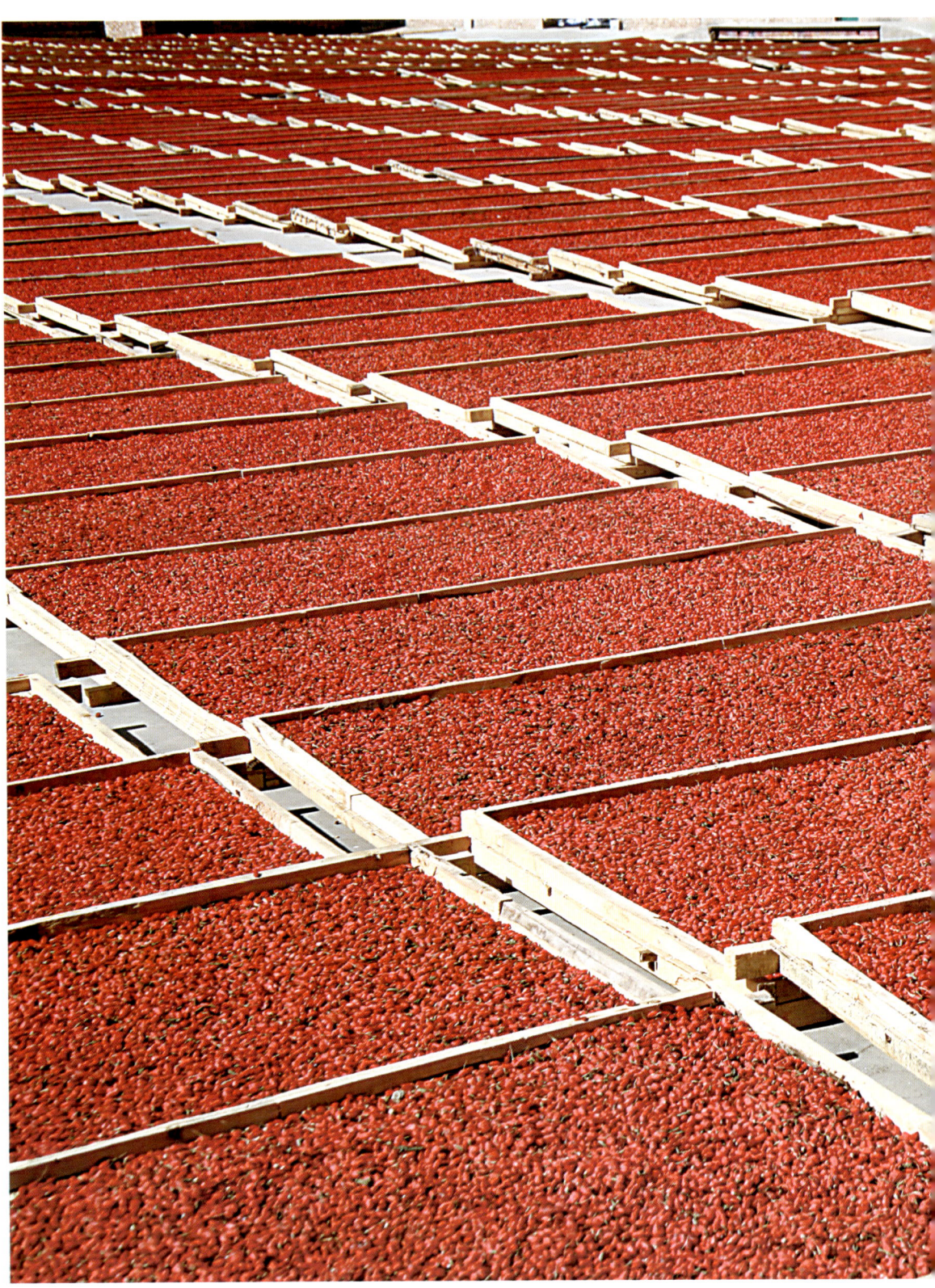

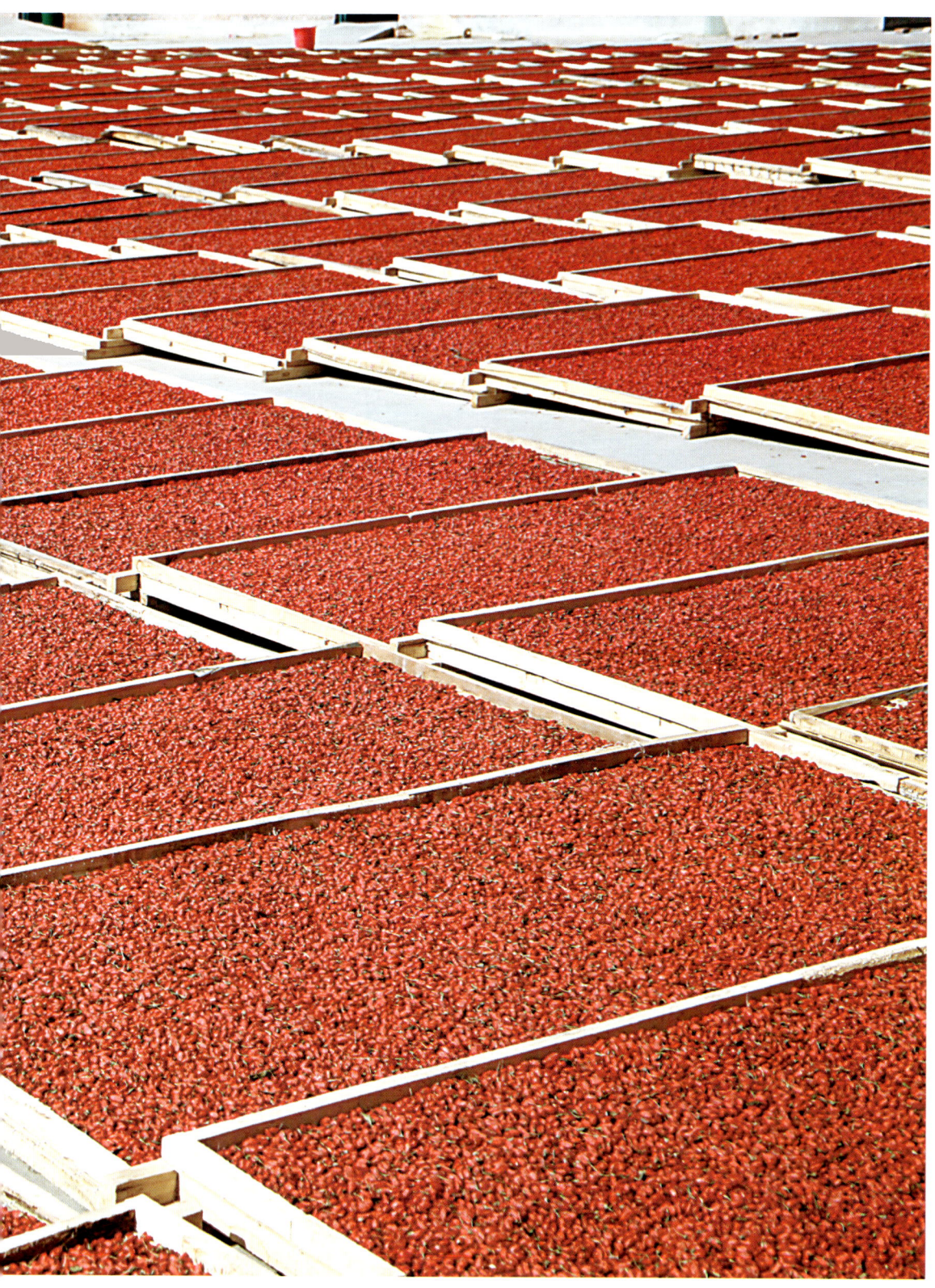

晒枸杞

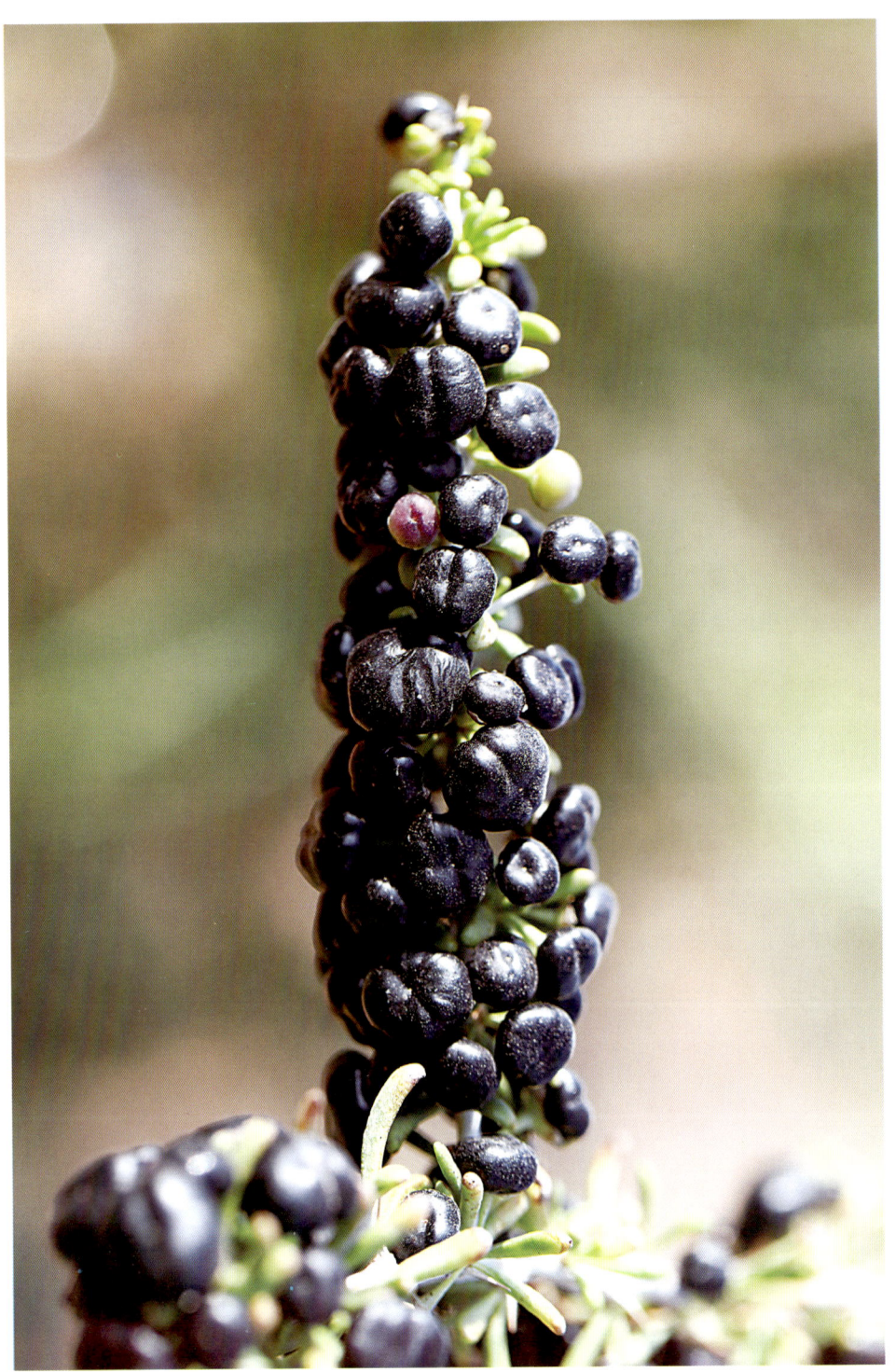

黑枸杞果

组织工作委员会

主　任　王　斌
副主任　赵　芳
成　员　张来存　杨显亮　田　超　王　燕　高晓亮　胡佳祥

顾问工作委会

主　任　袁汉民
副主任　秦　垦　马　晖

编纂工作委会

主　编　杨森林
副主编　曹有龙　祁　伟　王　斌　赵　芳
成　员　何　军　曹　雄　高晓亮　王　燕　胡佳祥

统　筹　杨　昊　乔文君

图片提供　王　毅　杨月凤　邢学武　赵永琪

1+x枸杞职业技能等级认证教材

中宁枸杞职业技能等级证书鉴定用书

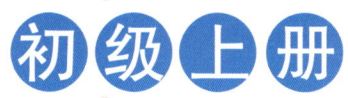

《中宁枸杞职业技能等级证书鉴定用书》编委会 主编

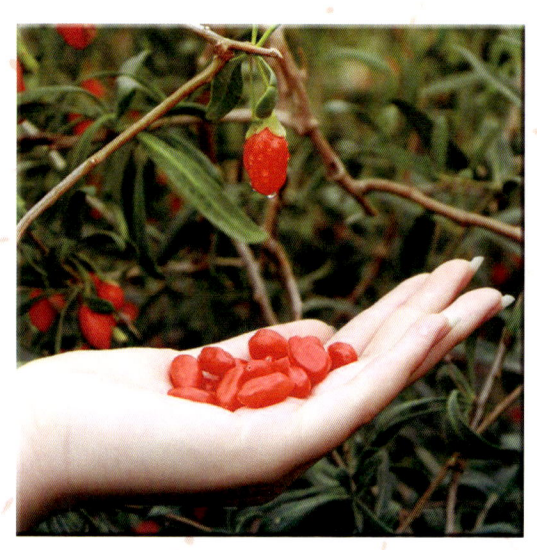

黄河出版传媒集团
阳光出版社

图书在版编目（CIP）数据

中宁枸杞职业技能等级证书鉴定用书：初级：上下册 /《中宁枸杞职业技能等级证书鉴定用书》编委会主编. -- 银川：阳光出版社，2022.12
ISBN 978-7-5525-6726-7

Ⅰ.①中… Ⅱ.①中… Ⅲ.①枸杞－职业技能－鉴定－教材 Ⅳ.①R282.71

中国国家版本馆CIP数据核字(2023)第017305号

中宁枸杞职业技能等级证书鉴定用书　初级　上下册
《中宁枸杞职业技能等级证书鉴定用书》编委会　主编

责任编辑	马　晖
封面设计	马春辉
责任印制	岳建宁

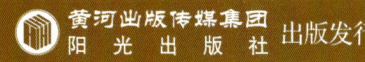出版发行

出 版 人	薛文斌
地　　址	宁夏银川市北京东路139号出版大厦（750001）
网　　址	http://www.ygchbs.com
网上书店	http://shop129132959.taobao.com
电子信箱	yangguangchubanshe@163.com
邮购电话	0951-5047283
经　　销	全国新华书店
印刷装订	宁夏云成印刷包装有限公司
印刷委托书号	（宁）0025310

开　　本	787 mm×1092 mm　1/16
印　　张	11.5
字　　数	180千字
版　　次	2022年12月第1版
印　　次	2023年6月第1次印刷
书　　号	ISBN 978-7-5525-6726-7
定　　价	68.00元

版权所有　翻印必究

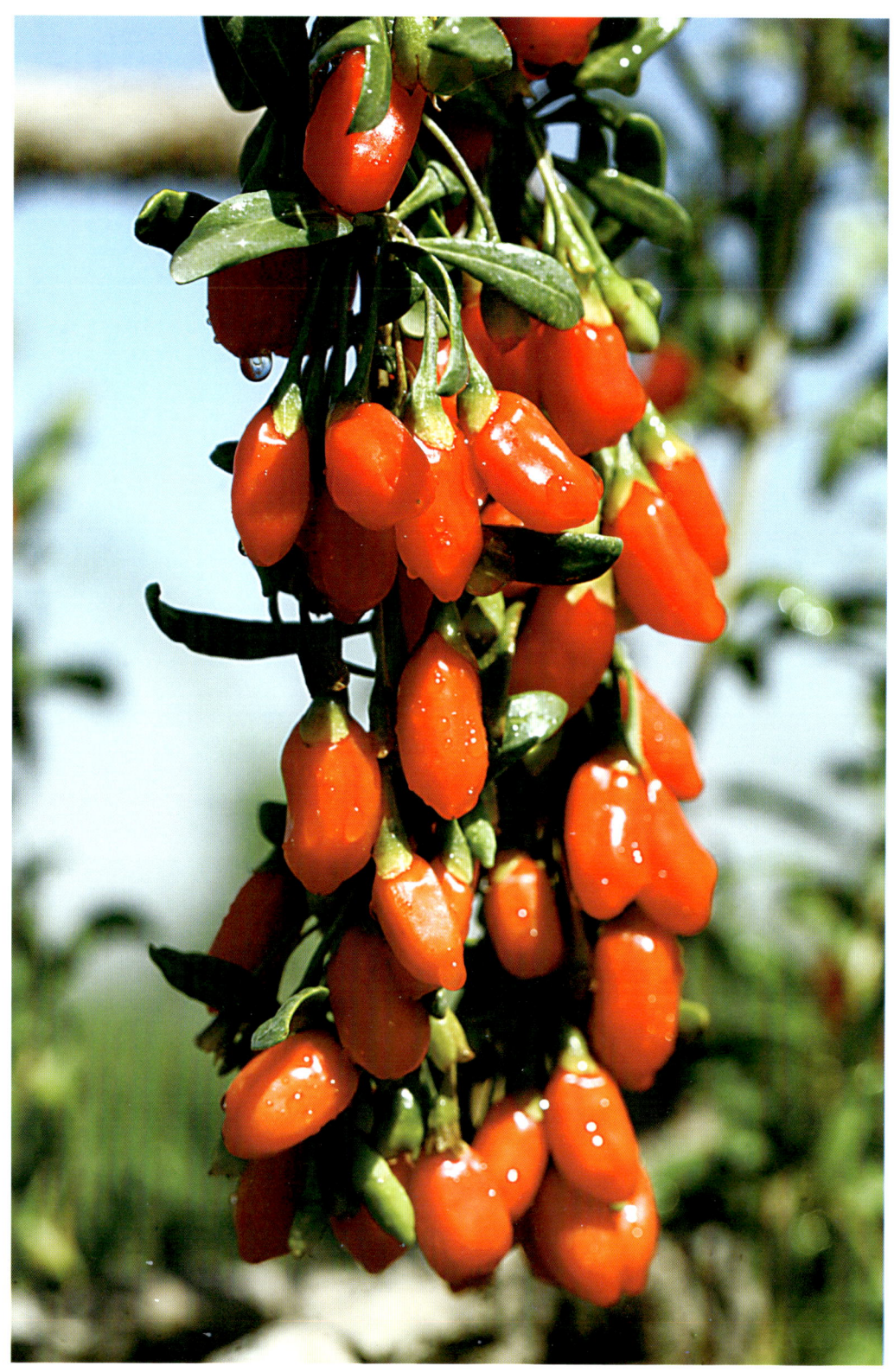

枸杞鲜果

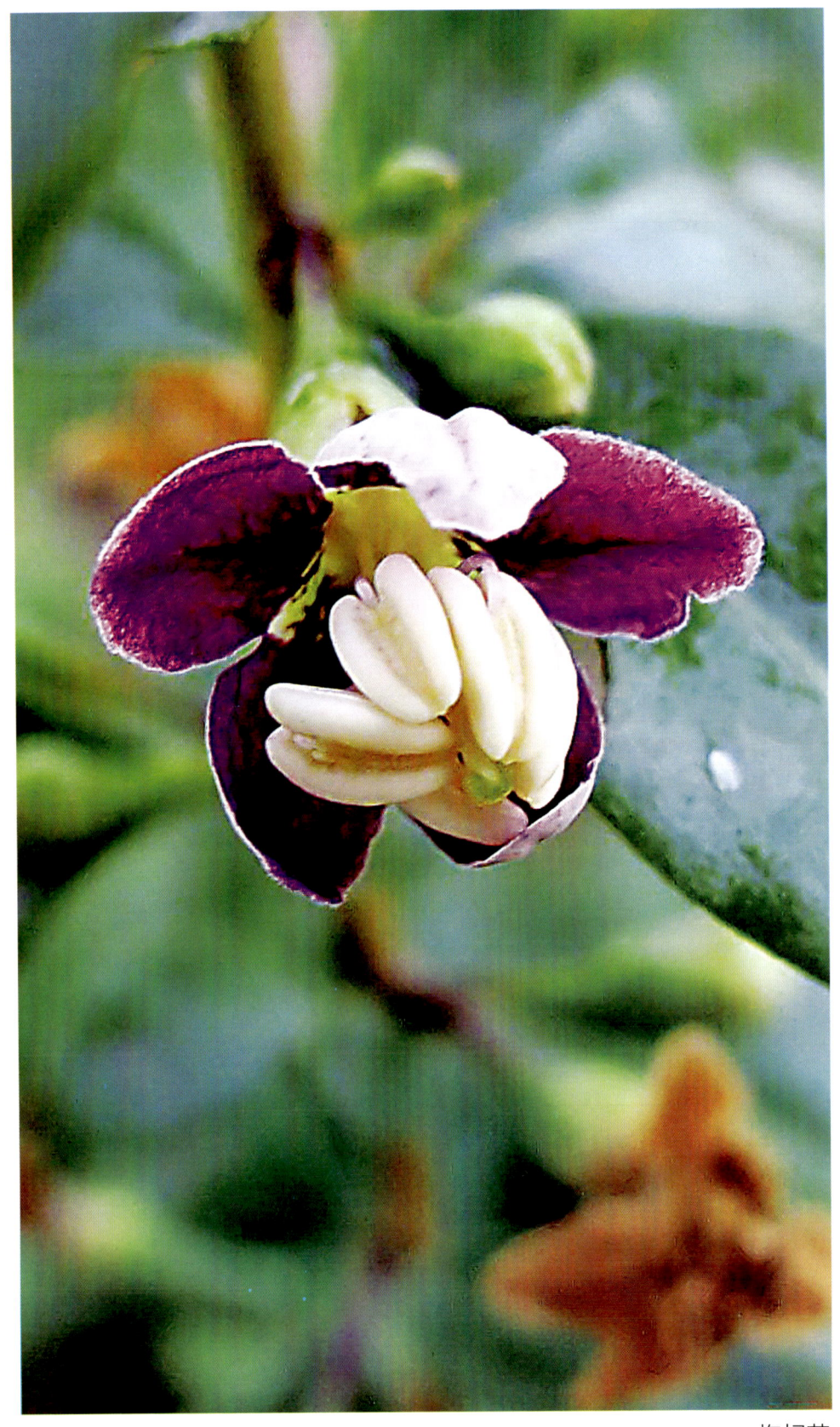

枸杞花

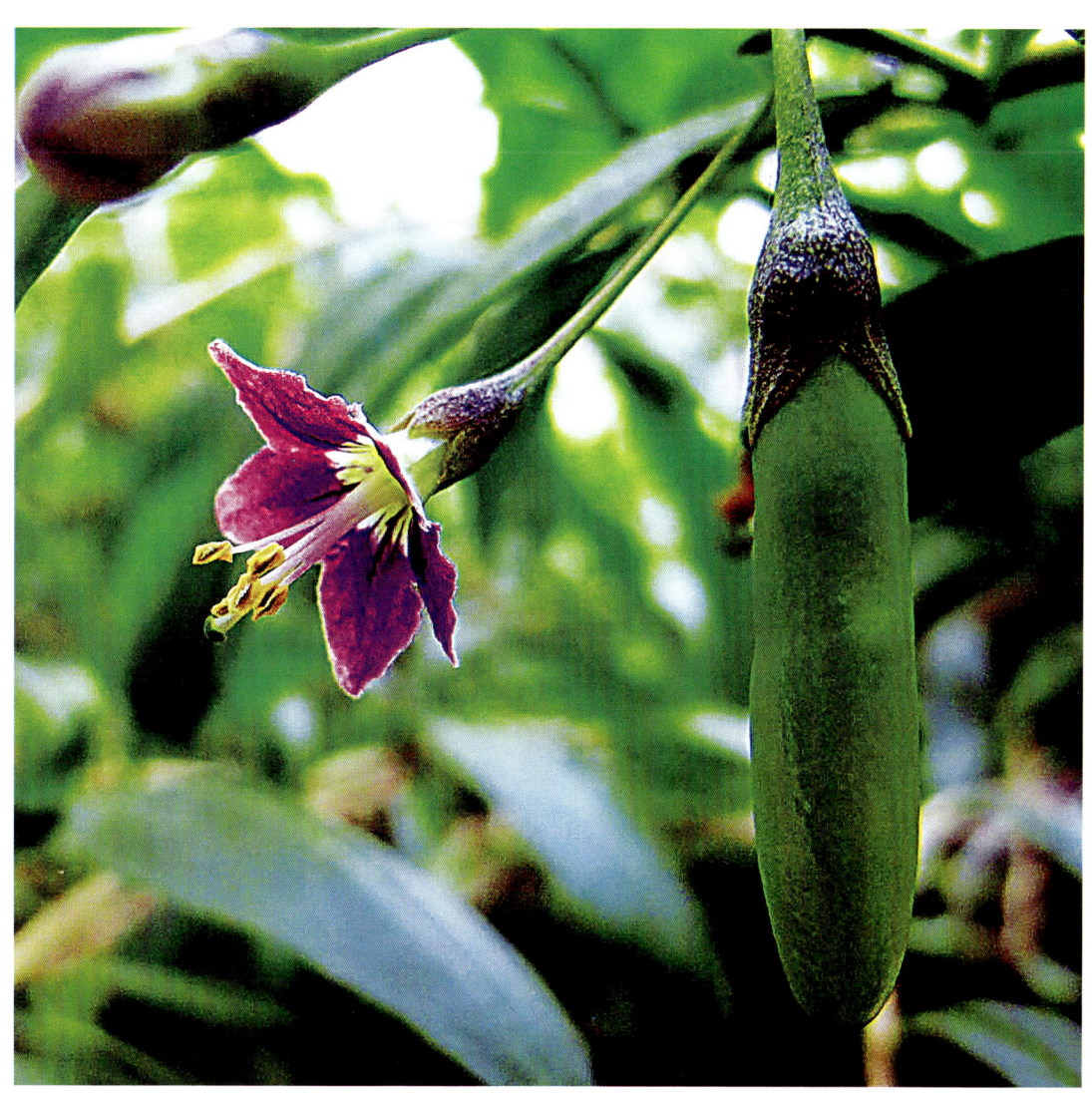

枸杞绿果

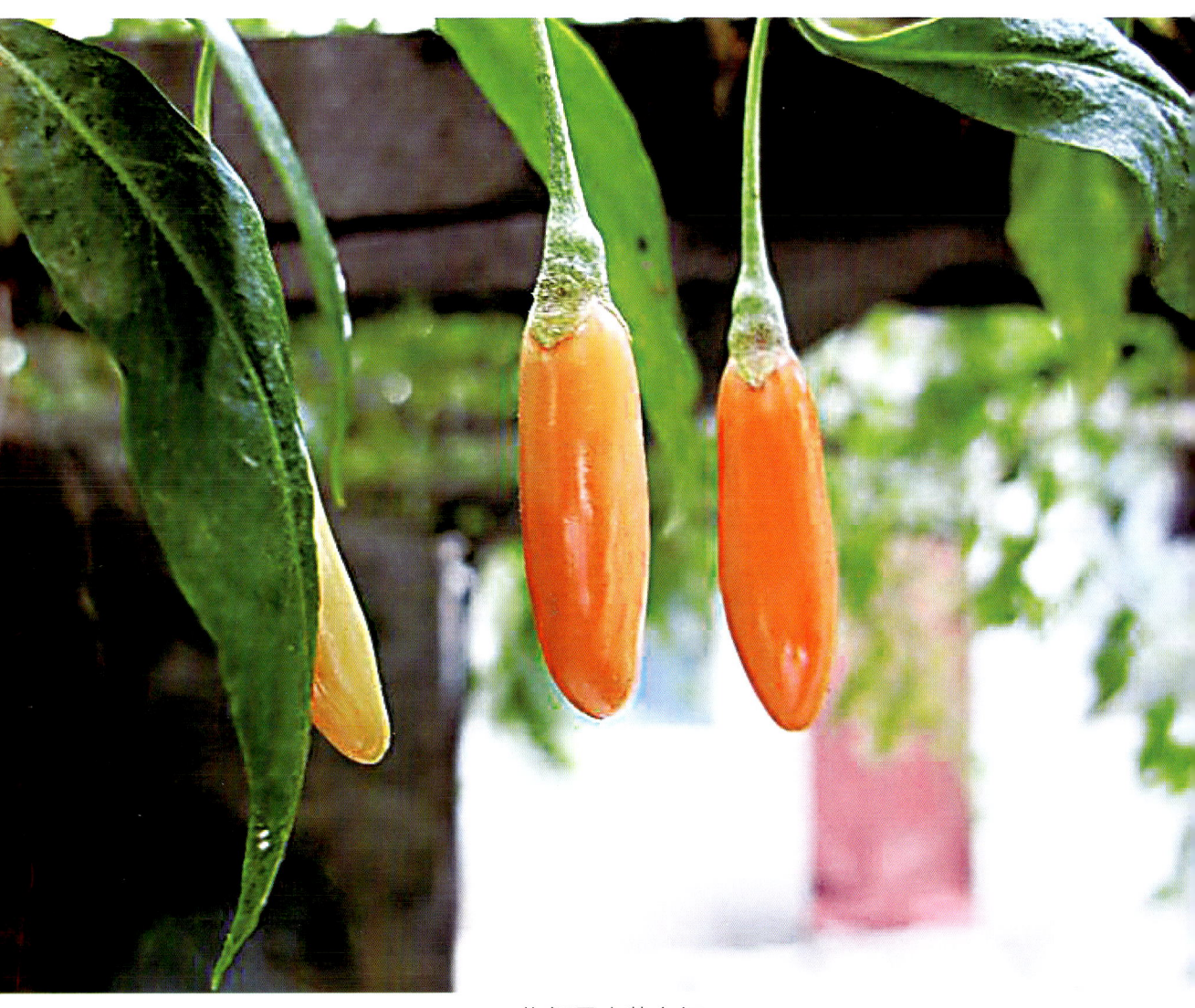

枸杞果由黄变红

前 言

职业教育是指为适应社会经济发展和人力资源需求，而专门培养、提高和更新劳动者职业技能、职业素养和创新能力的教育活动。它既为专业人才培养提供了必要的知识和技能，还为社会需求提供了对口的专业人才，解决了企业用人的需求，推动了社会的发展和经济的繁荣。简言之，既解决了人员就业，又解决了社会需求。

枸杞是宁夏极具优势的地方特优产品，自古以来享誉海内外，宁夏枸杞是国家药典唯一入选的枸杞，宁夏中宁县是国务院命名的"枸杞之乡"。"天下黄河富宁夏，中宁枸杞甲天下"。枸杞既是宁夏亮丽的名片，又是宁夏的支柱产业。枸杞产地由卫宁平原发展到清水河黄河流域，几乎覆盖了宁夏全境。

与此同时，随着枸杞药食同源的发展，枸杞越来越受到社会各界的重视，枸杞的种植也由过去的宁夏及宁夏周边地区，发展为当今中国北方大部分地区广泛种植，如青海、甘肃、新疆、内蒙古等地的发展势头十分强劲。尤其是三年疫情的暴发，人们越来越认识到人体免疫力的重要性，作为可以提高人体免疫力的中药材枸杞，引起人们更加重视，这必将加强宁夏枸杞产业的迅猛发展。

在这样的背景下，枸杞产业急需大批专业人才：从枸杞育种、种植枸杞、管理枸杞、采摘枸杞，到烘干枸杞、储藏枸杞、运输枸杞、经营枸杞，再到加工枸杞、枸杞基础研究等各个环节，都需要专业人才的培养和使用。

鉴于此，我们编写了这部《中宁枸杞职业技能等级证书鉴定用书》，意在为枸杞职业技能等级鉴定而定制开发的标准用书。

整套书分为初级、中级、高级三个等级。每个等级分为上、下两册。

初级主要内容是枸杞概况：上册包括枸杞的主要生物学特性、枸杞的养生功能、枸杞的药用价值、宁夏枸杞的成名史、枸杞的栽培历史革新与传播；下册包括枸杞市场与市场化经营、枸杞产品的加工、有机枸杞的种植发轫和标准化、甲骨文和诗经中的枸杞、古文古诗中的枸杞。

中级级主要内容是枸杞栽培：上册包括枸杞的生长规律、生态环境对枸杞生长的影响、枸杞苗圃、枸杞园建立；下册包括枸杞园的管理、枸杞树的整形与修剪、枸杞主要病虫害防控原则与措施、枸杞病虫害的防治、枸杞采收制干与包装贮存。

高级主要内容是枸杞科研：上册包括枸杞优良品种的科学培育研究、枸杞功效及功能产品研究、枸杞功能基因组学研究现状及研究前景、枸杞果实胚胎发育研究；下册包括"锁鲜"枸杞关键技术攻关与转化应用、"枸杞原浆"关键技术攻关与转化、"枸杞籽油"提取技术研发与转化、枸杞糖肽及枸杞多糖的科学研究、野生红果苦味枸杞种植研究的最新进展。

需要说明的是：

一、本用书所涉及的内容、观点、出处、数据、事实、科研、文化，均有案可稽，参考了枸杞方面公开出版的大量书籍和科研资料。因为是教材而非科学论文，按照教学用书的一般规则要求，不做印证注明。

二、章节的选择使用，主要是相关的职业内容。章，是一个独立的个体内容；节，是章中的一个部分，并非课时的安排。章节的长短，因内容的不同而长短也有所不同，有的较长，有的较短。建议教师在教学时，可根据每章节的具体内容安排课时，该安排几个课时就安排几个课时，不必拘泥，更不必生搬硬套。

三、为了学习者能够熟练掌握最基本的知识要点，每章课后出有思考练习题。

四、本书是迄今为止第一次较为全面整理出的有关枸杞古诗文的精华。书中涉及的古代典籍，较为深邃的地方做了标明解释和欣赏。有难度的地方附加了扼要的现代译文。一般明白的古白话不作翻译解释。

五、这套枸杞职业技能等级用书，既是专业学校学院学员的专业学习考试用书，也是社会上从事枸杞行业专业人员的等级技能考核用书。

本书的编写是一项开拓性工作，需要完善的地方还有很多，在教学实践中肯定会发现许多不足和需要改进的地方。敬请教师学员社会各界人士提出宝贵意见，以便进一步完善，为培养枸杞专业人才贡献力量。

编者

2023 年 4 月

银川撰写，北京修改。

目 录

第一章 枸杞的主要生物学特性 ································· 1
  第一节 枸杞物种的起源与分类 ····························· 1
  第二节 枸杞的地理分布 ··································· 5
  第三节 枸杞名称的诞生与演变 ····························· 8
  第四节 枸杞化学成分和营养功能 ··························· 10

第二章 枸杞的养生功能 ······································· 14
  第一节 古代学术典籍对枸杞养生的记载 ····················· 14
  第二节 古代《本草》药典对枸杞养生功能的记载 ············· 20
  第三节 枸杞对养生的作用 ································· 26

第三章 枸杞的药用价值 ······································· 30
  第一节 宁夏枸杞是中国药典唯一收入的药用枸杞 ············· 30
  第二节 人类对枸杞医疗功效的认识 ························· 32
  第三节 枸杞的医药价值 ··································· 34
  第四节 枸杞的治病病理 ··································· 40

第四章　宁夏枸杞的成名史 ································· 44
第一节　中宁枸杞的成功轨迹 ································· 44
第二节　中宁枸杞与异地枸杞的辨别 ························· 48
第三节　宁夏枸杞的历史性飞跃 ································· 55

第五章　枸杞的栽培历史革新与传播 ························· 60
第一节　枸杞的栽培历史 ································· 60
第二节　宁夏枸杞的栽培革新 ································· 67
第三节　宁夏枸杞的传播及各枸杞基地建设 ··················· 72

第一章　枸杞的主要生物学特性

第一节　枸杞物种的起源与分类

一、枸杞的起源

枸杞原本是一种野生灌木，后经人工选育栽培发现枸杞浑身是宝：枸杞果、枸杞叶、枸杞籽、枸杞花、枸杞皮、枸杞根均是养生保健的极品和药用上品。枸杞自古备受推崇，历来被誉为"健康之果""生命之果""长寿之果"和"成仙之果"。关于枸杞的起源，学术界较为一致的看法：南美洲（阿根廷、巴西等）是枸杞属物种的起源中心，而最早有文字记载的是中国殷商甲骨文，《山海经》《诗经》中均有关于枸杞的记载。栽培枸杞最早源自中国。

按照苏联植物学家瓦维洛夫提出作物起源中心学说，作物有8大起源中心。全世界枸杞属物种有80余种，多数种分布在南美洲、北美洲。南美洲南部分布最多，达30余种；北美洲南部约20种；欧亚大陆约有10种，主要分布在中亚；非洲南部分布约20种。热带地区未发现。

截至2023年，世界枸杞最新研究表明，枸杞属物种已有167种。

目前大多数学者认为，南美洲是枸杞属物种的起源中心。科学家认为，世界各地分布的枸杞属物种之间存在以下演化关系：

一是枸杞属物种起源于美洲大陆，美洲大陆的枸杞属物种包括了一个并系集合群体；二是南美洲、澳洲和欧亚大陆的枸杞属物种是一个单一群系，它们都有一个共同的来自美洲大陆的祖先；三是南非枸杞属物种也是一个并系集合群体，澳洲和欧亚大陆的枸杞属物种曾起源于南非；四是美洲大陆群体中某一个系处于同一个进化分支上。

也有学者认为，美国亚利桑那州和阿根廷形成了两个分布中心，并以南美洲的种类最为丰富。

中国多数枸杞种类分布于西北和华北，只有一个种的枸杞分布于南方各省。中国枸杞种类分别属于7个种3个变种。

宁夏枸杞原产于我国北方，河北、内蒙古、山西、陕西、甘肃、新疆、青海等省（区）都有野生，而中心分布区域是在甘肃河西走廊、青海柴达木盆地以及青海至山西的黄河沿岸地带。

宁夏地区分布的枸杞有宁夏枸杞、黑果枸杞、中华枸杞3个种和1个变种黄果枸杞。

虽然中国枸杞种质资源只有7个种，但是它们之间存在很大的差异。例如，新疆枸杞的变种红枝枸杞——老枝干呈红色；云南高原上的特有种云南枸杞——果实小，其直径仅约4 mm，种子呈圆盘状，籽粒在20粒以上，长约1 mm。它们是在完全不同的生态条件下形成了很大的差异。这反映出枸杞属植物早期在不同地域环境里发生的分化。

科学家在研究茄科植物地理学时指出，茄科植物只有10个属的野生种，自然分布于新、旧两个世界（指植物区系区的划界），其中3个属，即酸浆属、茄属和枸杞属分布于东半球和西半球。

日本东北大学教授对枸杞属植物的叶绿体DNA分子系统进化研究结果表明，枸杞属物种起源年代应该在（29.4±9.7）万年，在全球呈离散分布，从美洲、澳洲、欧亚大陆、太平洋岛屿到南非等地域均有分布。在中国，宁夏中宁夏枸杞品质最佳。

宁夏枸杞品质最佳是物竞天择的结果。宁夏枸杞主要分布在北纬31°~34°，东经80°~122°的区域，即东起辽宁省营口市，西至新疆维吾尔自治区和田市；南起四川省小金县，北抵内蒙古自治区二连浩特市。

逶迤于戈壁大漠和宁夏平原之间的贺兰山，素有"朔方之保障，沙漠之咽喉"的称誉，阻挡了西伯利亚入侵的寒流和风沙。素有"高原绿岛"之称的六盘山，"山高太华三千丈，险居秦关二百重"，隔离了翻越秦岭的暖湿气流，而围在其中的黄河和它的支流清水河流域，就变成了一片春暖迟、夏热短、秋凉早、冬寒长，光照充足、雨量有限、昼夜温差变化较大而适度的特殊气候区域，为枸杞的生长提供了最佳的生殖条件。发源于六盘山的清水河，富含大量矿物质和微量元素的"苦咸水"，与挟带高原泥沙的黄河水在宁夏枸杞核心产区中宁县泉眼山下交汇，形成了赋予宁夏枸杞优良品质的独特水质和土壤。

凭山川形成的自然之力，享西北高原3 000 h以上的光照等气候环境条件，加上地质构造剧变，再经过对野生枸杞长期人工选育，从而逐步形成了当今的宁夏栽培枸杞。

二、枸杞的分类

全世界枸杞有167个种，美洲最多，非洲其次，欧亚排第三。中国有7个种、3个变种。

1. 中国7个种

（1）枸杞——也叫中国枸杞、中华枸杞；

（2）宁夏枸杞；

（3）黑果枸杞；

（4）截萼枸杞；

（5）新疆枸杞；

（6）桂简枸杞；

（7）云南枸杞。

2. 中国3个变种

枸杞最常见的市场品种是经过人工培养以后种植的红枸杞。

黑枸杞原为野生。近年在青海、宁夏、新疆、高加索地区发现了大量黑枸杞。因其富含能够清除自由基、抗氧化功能极强的花青素，被称为"软黄金"，逐渐被培育成人工栽培品种。黄枸杞、紫枸杞、白枸杞，都为枸杞颜色变异的产物。分布和种植有限。变种可分为以下3种。

（1）北方枸杞；

（2）黄果枸杞；

（3）红枝枸杞。

第二节 枸杞的地理分布

按照枸杞的地理分布,枸杞种类分布如下。

一、枸杞(中国枸杞、中华枸杞)

枸杞主要分布在我国山西、陕西、甘肃南部以及东北、河北、西南、华中、华南和华东各省(区);朝鲜、日本以及欧洲有栽培或为野生的枸杞,常生于山坡、荒地、丘陵地、盐碱地、路旁及村边宅旁。

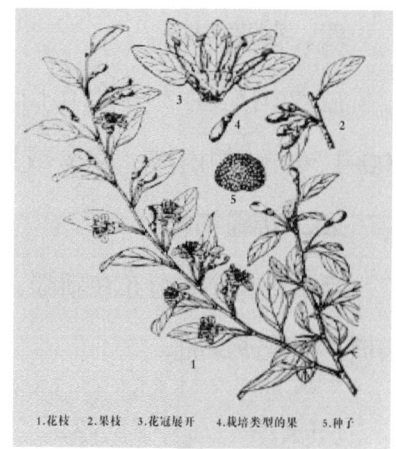

图1-1 枸杞

二、宁夏枸杞

宁夏枸杞主要分布在我国北部,宁夏、河北北部、内蒙古、山西北部、陕西北部、甘肃、青海、新疆有野生分布。由于果实入药而被大规模栽培,除以上省(区)栽培外,我国中部和南部不少省(区)也引种种植。

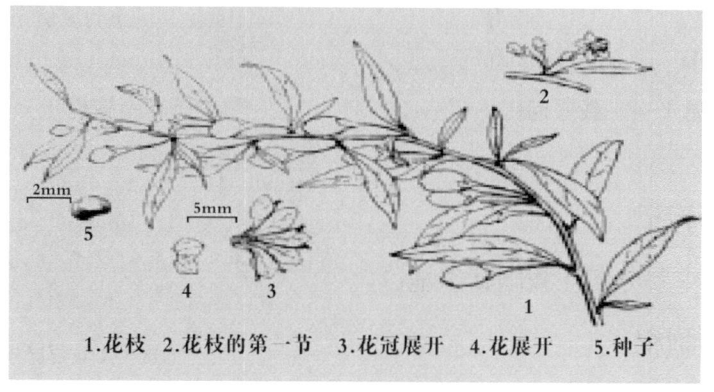

图1-2 宁夏枸杞

三、黑果枸杞

黑果枸杞主要分布在我国的青海、宁夏、甘肃、新疆、陕西北部和西藏等省（区）。中亚、高加索和欧洲其他一些地区亦有分布。黑果枸杞耐干旱，常野生于盐碱土荒地、沙地或路旁，亦可作为水土保持的灌木。

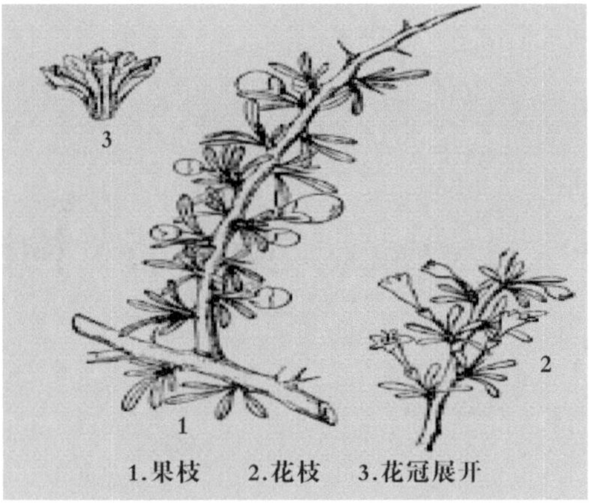

图 1-3　黑果枸杞

四、截萼枸杞

截萼枸杞主要分布在山西、陕西北部、内蒙古和甘肃。常生于海拔 800~1 500 m 的山坡、路旁或田边。

五、新疆枸杞

新疆枸杞主要分布在新疆、甘肃和青海以及中亚。生于海拔 1 200~2 700 m 的山坡、沙滩或绿洲。

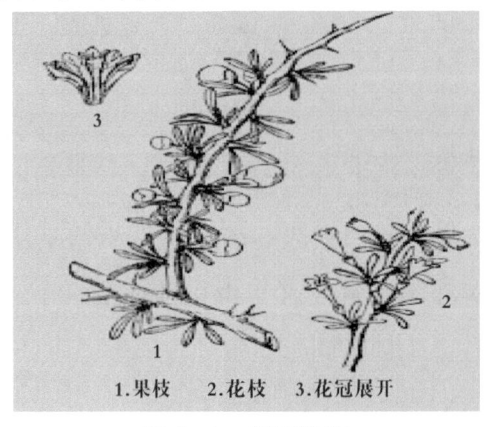

图 1-4　截萼枸杞

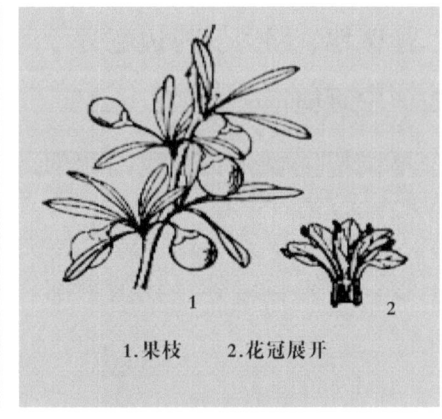

图 1-5　新疆枸杞

六、桂簰枸杞

桂簰枸杞主要分布在我国新疆地区。

七、云南枸杞

云南枸杞主要分布在云南。生于

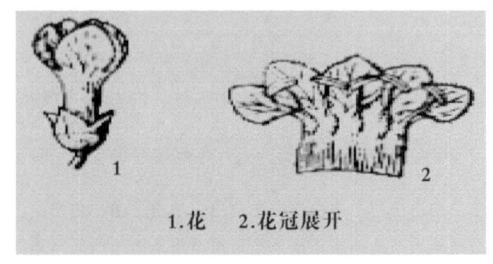

图 1-6　桂簰枸杞

海拔 1 360~1 450 m 的河旁沙地或丛林中。

八、北方枸杞

北方枸杞主要分布在河北北部、山西北部、陕西北部，内蒙古、宁夏、甘肃西部、青海东部和新疆等地。常生于向阳山坡、沟旁，亦有栽培作绿化观赏植物。

九、黄果枸杞

黄果枸杞主要分布在宁夏银川地区。生于宅旁、路边或田头地埂。

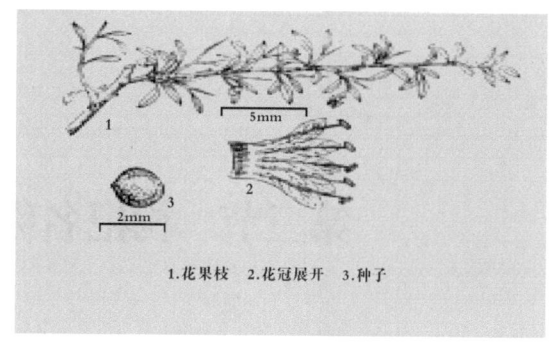

图 1-7　云南枸杞

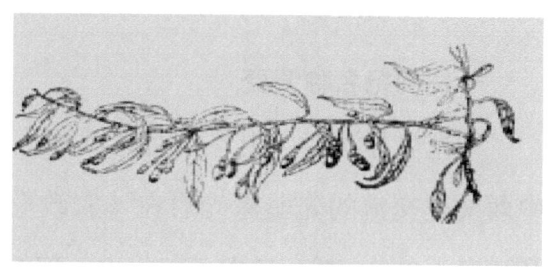

图 1-8　北方枸杞

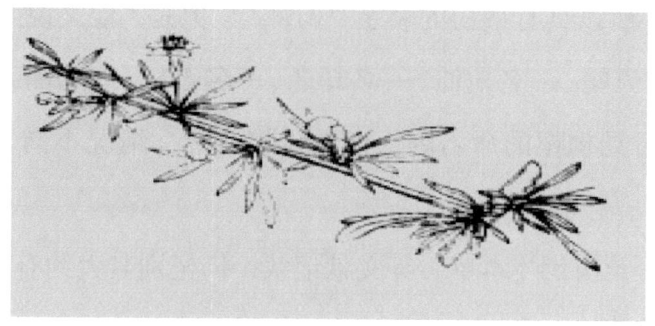

图 1-9　黄果枸杞

十、红枝枸杞

红枝枸杞主要分布在青海诺木洪地区。生于海拔 2 900 m 的灌丛中。

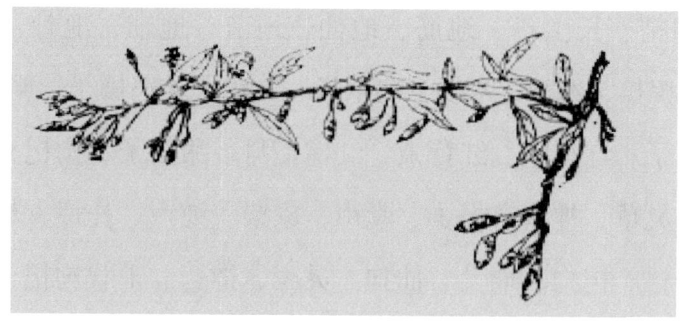

图 1-10　红枝枸杞

第三节　枸杞名称的诞生与演变

一、枸杞名称演变

枸杞名称演变历史悠久而又极其精彩，明末科学家、农学家、政治家，中西文化交流的先驱徐光启在《农政全书》中，这样记载枸杞名称的来源及演变："枸、杞，二木名；此木，棘如枸之刺，茎如杞之条，故兼称之。"又树枝如荆棘，所以具有最初的名字"枸棘"。但是，他又说："今枸杞也，一名枸棘，一名天精，一名地仙、一名却老、一名苦杞、一名甜菜、一名地节，一名羊乳。"可见枸杞的命名因人们的认识有异、情况不同，其名又是多元的。

《山海经》及历代《本草》等文献记载，枸杞别名大约有80多个：杞、芑、杞芑、句、苞杞、苟杞、苦杞、枸、枸继、枸棘、枸忌、枸己、枸芑、枸杞、杞树、杞本、杞根、苟起子、枸杞子、枸杞豆、枸杞叶、枸杞果、狗地芽、枸地芽子、枸蹄子、枸茄茄、狗奶子、苟乳、羊乳、天精、天精子、天精草、天门精、长生草、地筋、地仙、地节、地辅、地骨、地骨子、地骨根、枳柜、枳棋、木蜜、木饧、鸡爪子、鸡距子、鸡橘子、珊瑚、珊瑚果、血枸子、血杞子、红耳坠、红背椒、红榴榴科、甜菜子、枸杞头、枸杞菜、药苗、仙苗、灵草、神草、把子、橐卢、象柴、纯卢、托卢、却暑、却老、却老枝、石寿树、杞狗、瑞犬、仙狗、灵庞、神药、千载枸杞、千岁枸杞、仙人杞、仙人杖、西王母杖、甘枸杞、津枸杞等。

中医名称则有枸杞、枸杞子、枸杞果、天精草、天精子、天门精、长生草、地骨皮等称谓。

二、枸杞名称变异的原因

由于枸杞地理分布极广，所处地域民族不同，对枸杞的命名也有不同。大凡物种的命名，大致与以下因素有关。

（一）枸杞的生长地域、环境特点

如甘枸杞，原产地甘肃；津枸杞，则产自天津。狗奶子、苟乳、羊乳等名称，则毫无疑问，主要以枸杞产自中国北方，尤其是善食羊肉、喝羊乳的西北而得此名。

（二）枸杞的植物属性和生理形态特征

如苞杞、苟杞、苦杞，枸苣、枸杞、杞树、苟起子、枸杞子，珊瑚果、血枸了，皆起自枸杞本身的植物属性；枸蹄子、枸茄茄、狗奶子、地筋等，则因其形貌特征而比喻之。

（三）枸杞产地相关的民间传说和神话故事，使枸杞命名形象和传奇化

如却老枝、石寿树、地仙、红耳坠、仙人杞、仙人杖、西王母杖、瑞犬、仙狗、灵庞、天精、天门精、长生草，却老枝、石寿树等就是这类体现。宋人张邦基（生活于南北宋之间，生卒年不详），在《墨庄漫录》记载枸杞："枸杞神药也，修真之士服食多升仙。岁久者根如犬形，夜能鸣吠。"这就是"瑞犬夜鸣"故事的来历。唐代诗人白居易《和郭使君题枸杞》诗云："山阳太守政严明，吏静人安无犬惊。不知灵药根成狗，怪得时闻吠夜声"。首次提到枸杞为"瑞犬"。也即神话传说中良药枸杞，地骨根化形为犬，有祥瑞兆，夜鸣而报吉祥。诗人刘禹锡在《楚州开元寺北院枸杞临井繁茂可观，群贤赋诗》中也说枸杞："枝繁本是仙人杖，根老新成瑞犬形。上品功能甘露味，还知一勺可延龄。"

第四节　枸杞化学成分和营养功能

枸杞在亚洲国家被用作传统中药和功能性食品，广泛用于泡酒、泡茶、泡水、煲汤、煮粥等；枸杞的果、叶、苗、根均可入药，是一些中药配方的重要成分。

一、枸杞成分

（一）枸杞化学成分

枸杞化学成分极其丰富，含有丰富的枸杞多糖、脂肪、蛋白质、游离氨基酸、牛磺酸、甜菜碱、维生素 B_1、维生素 B_2、维生素 B_{10}、维生素 B_{21}、维生素 C、维生素 E、烟酸（尼克酸）、挥发油、甜菜碱、天仙子胺等化学成分，枸杞还含有玉蜀黍黄质、酸浆果红素、隐黄质、东莨菪素、胡萝卜素、核黄素等，至今人们发现，枸杞多糖含有免疫活性较强的枸杞糖肽 5 种，氨基酸 18 种。

枸杞含有氟、锰、铬、镁、锌、铜、硒、钼、镍、钙、磷、锂、钠、锗、钴、铁、硅、钒、钾等多种微量元素，在人体内与酶、激素以及维生素等共同维持生命的代谢过程和肌体的免疫能力。

枸杞中维生素 C 含量是苹果的 40 倍、梨的 28 倍、鲜桃的 6 倍、西红柿的 3 倍。

（二）枸杞医药成分

枸杞药用成分极其丰富，枸杞的果、叶、苗、花、皮、根，都含有对人体有用的药用成分，是一些中药配方的重要元素。

（三）枸杞营养成分

枸杞营养成分极其丰富，每 100 g 枸杞果中含粗蛋白 4.49 g、粗脂肪 2.33 g、碳水化合物 9.12 g、类胡萝卜素 96 mg、硫胺素 0.053 mg、核黄素 0.137 mg、抗坏血酸 19.8 mg、甜菜碱 0.26 g 以及多种维生素和氨基酸。氨基酸种类齐全，含量丰富。枸杞叶中同样含有丰富的蛋白质、氨基酸、维生素和矿物质，嫩叶可作为蔬菜食用。风干的枸杞叶中蛋白质、脂肪、总糖含量分别是 14%、3.1% 和 4.3%。蛋白质含量比玉米、水稻、小麦高 60% 以上；脂肪含量除比玉米低以外，比水稻高 24%，比小麦高出 1 倍；糖分含量和一般叶菜相近。每 100 g 枸杞叶中含胡萝卜素 4.29 mg、硫胺素 0.269 mg、核黄素 0.8 mg、烟酸（尼克酸）10.58 mg、抗坏血酸 35.16 mg，氨基酸的总量 1.04 mg，比其果实高出 0.56 mg，尤以人体必需的天冬氨酸和谷氨酸含量最高，分别为 1.25 mg 和 1.39 mg。

二、枸杞功能

（一）枸杞药用功能

枸杞能增强人体免疫力，可以降血脂、降血脂、抗脂肪肝、抗肿瘤、抗衰老、降低血浆胆固醇，减少血管壁中胆固醇含量，防止动脉硬化、冠心病等心血管疾病。

枸杞不仅供中医临床配方使用，同时也是阿胶补血口服液、五子衍生丸等多种中成药的原料，用于治疗男性不育症等病症。

（二）枸杞的营养保健功能

枸杞的干、鲜果营养丰富，有明目作用。枸杞叶、果柄中除了含有人体必需的氨基酸和多种维生素外，含有利于儿童智力发育的锂元素。

由于枸杞含有多种维生素和微量元素，枸杞提取物加入生发露中，对斑秃有较好的预防治疗作用，可防治脱发，使头发乌黑发亮。枸杞提取物加入化妆品中，可以使人的颜面皮肤变得细嫩有光泽。

思考练习题：

1. 全世界枸杞属物种有多少种？中国有几个种、几个变种？

2. 宁夏地区分布的枸杞有哪几个种和一个变种？宁夏枸杞最优质的原因是什么？

3. 枸杞属植物在哪些地区分布最为广泛？

4. 除了宁夏枸杞和枸杞，中国还有哪几个省（区）有野生枸杞的分布？

5. 枸杞有多少个别名？你知道其中哪些？

6. 枸杞的命名与哪些因素有关？

7. 枸杞的哪些中医名称你知道？

8. 枸杞有哪些药用功能和营养功能？枸杞多糖是什么？

9. 枸杞中含有哪些微量元素？这些元素在人体内有什么作用？

10. 枸杞中维生素 C 含量如何？相比于其他水果和蔬菜，有何特点？

第二章　枸杞的养生功能

第一节　古代学术典籍对枸杞养生的记载

一、殷商时期的甲骨文枸杞记载

甲骨文产生于殷商时代。甲骨卜辞中，对枸杞是这样记载的："己卯卜行贞，王其田亡灾，在杞""庚辰卜行贞，王其步自杞，亡灾""庚寅卜在女香贞，王步于杞，亡灾；壬辰卜，在杞贞，王步于意，亡灾"。

意思是说：殷商国王在枸杞"田"中进行占卜，预测枸杞有无自然灾害，均得到了"亡灾"的吉兆。

这些甲骨卜辞至少说明了四点：一是殷商时期枸杞已属人工种植的农作物，而且是种满了农田；二是枸杞易受自然灾害影响；三是殷商王对枸杞生产非常重视；四是殷人迷信占卜，无事不卜。

由此可见，枸杞的种植至少也有4 000年的历史，主要用于占卜和养生。

二、西周时期对枸杞的认识

（一）《山海经》对枸杞食用的记载

《山海经》《西山经》："又西八十里，曰小华之山，其木多荆杞……西次三经之首，曰崇吾之山，在河之南……有木焉，圆叶而白柎（音：fū、fū、fū，在文言文中属于名词或动词。解释足，器物的脚），赤华而黑理，其实如枳,食之宜子孙。"

《山海经》又说,东始之山上的枸杞子"其汁如血",可以调养良马。

(二)《五十二病方》对枸杞酿酒的记载

1973年长沙马王堆汉墓出土的帛书《五十二病方》,其中的《养生方》和《杂疗方》,记载了用以治疗疽、蛇伤、疥瘙等疾病的药酒方,成分有豆豉、枸杞、丁香、肉桂等。

三、秦汉时期的枸杞养生

(一)《彭祖养性经》对彭祖长寿枸杞食用的记载

晋代医学家葛洪在其《神仙传》记载彭祖"殷末已七百六十七岁,而不衰老"。古人据此称彭祖为"神仙",将彭祖的养生秘诀整理成《彭祖养性经》《彭祖摄生养性论》,其中将服食枸杞视为"养神延年"的"不老仙方"。

(二)《淮南枕中记》对枸杞养生的记载

"枸杞不限多少,常以十一月、十二月、正月采根;二月、三月采茎;四月采茎;五月、六月采花;七月、八月、九月、十月收子。以上采收者并阴干,又捣罗为散。每服二钱,以温酒调下。"

(三)医药学家陶弘景(456—536)在著作《养生延命录》中对枸杞食用的记载

"凡人常以每月特定日子取枸杞菜煮作汤沐浴,令人光泽,不病不老。"

(四)教育界颜之推(约531—591)在著作《颜氏家训》中对枸杞食用的记载

"若其爱养神明,调护气息,慎节起卧,均适寒暄,禁忌食饮,将饵药物,遂其所禀,不为夭折者,吾无间然。诸药饵法,不废世务也。庾肩吾常服槐实,年七十余,目看细字,须发犹黑。邺中朝士,有单服杏仁、枸杞、黄精、术、车前得益者甚多,不能一一说尔。"

（五）农学家贾思勰（533—544）在著作《齐民要术》中对枸杞食用的记载

"枳柜，叶似蒲柳；子似珊瑚，其味如蜜。十月熟，树干者美。出南方。邳（今江苏省邳州）、郯（今山东省郯城北）枳柜大如指。"枳柜即杞树，杞树即今枸杞树。珊瑚果就是枸杞果实。

四、唐宋对枸杞养生的认识

（一）文学家陈子昂（约659—700）在诗作《观荆玉篇序》中对枸杞食用的记载

"河州草木，无他异者，唯有仙人杖，往往丛生。幽朔地寒，与中国稍异。予家世好服食，昔常饵之。及此役也，而息意兹味。戍人有荐嘉蔬者，此物存焉。辴（音：chǎn、笑的样子，～然而笑。）尔而笑曰：始者与此君别，不图至是而见之，岂非神明嘉惠，将欲扶吾寿也。"

（二）四朝为相的李德裕（787—850）对枸杞食用的记载

李德裕历经唐宪宗、穆宗、敬宗、文宗四朝，曾入朝为相。他服食的"药苗"（枸杞苗）"皆能扶我寿，岂止坚肌骨"。

（三）沈括（1031—1095）《梦溪笔谈》中对枸杞食用的记载

沈括，字存中，号梦溪丈人，宋代著名科学家，一生致志于科学研究，在众多学科领域都有很深的造诣和卓越的成就，被誉为"中国整部科学史中最卓越的人物"，其代表作《梦溪笔谈》内容丰富，集前代科学成就之大成，在世界文化史上有着重要的地位，被称为"中国科学史上的里程碑"，对枸杞有深入认知与记载："枸杞，陕西极边生者，高丈余，大可柱，叶长数寸，无刺，根皮如厚朴，甘美异于他处者。生子如樱桃，全少核，暴干如饼，极膏润有味。"

（四）张邦基《墨庄漫录》对枸杞食用的记载

张邦基（生活于南北宋之间），在《墨庄漫录》记载："枸杞神药也，修真之士服食多升仙。岁久者根如犬形，夜能鸣吠。"《罗浮山记》云：山上有枸杞树，大三四围，高二丈余。时有赤犬见于其下，夜闻其吠。由是，张邦基写道：自己在唐州的外祖父家有花园在城东南，附近枸杞繁茂，粗如杯盂，春条嫩条如指，甘美无复苦味，可以做菜。其地骨皮入药，入土深达三尺，形如形态完整的犬，……张邦基曾听隐者说，枸杞数百岁根类生物，得而食之颜长……

（五）宋代枸杞被列入长寿美食

宋代，枸杞被列入长寿美食。许多名人得益于枸杞的养生之利，健体而益寿。

1. 久服枸杞果，延年益寿

北宋官修医书《太平圣惠方》根据汉代《淮南枕中记方》的记载，继续弘扬一位"四时采服"枸杞根、茎、叶、花、子的河西妇女，其寿高达"三百七十二岁的故事"。该书还说服食枸杞："但依此采治服之，二百日内，身体光泽，皮肤如酥。三百日徐行及马，老者复少。久服延年，可为真人矣。"

2. 沐浴枸杞汤，不病不老

北宋道教经典《云笈七签》载："凡人常以正月一日，二月二日，三月三日，四月八日，五月一日，六月二十七日，七月十一日，八月八日，九月二十一日，十月十四日，十一月十一日，十二月三十日，但常以此日取枸杞菜，煮作汤沐浴，令人光泽不病。"

《云笈七签》还载：十一日，取枸杞煎汤沐浴，令人不老不病。二十三日沐，令发不白。二十五日沐，令人寿长。

3. 朱翌《与好友食枸杞诗》对枸杞的记载

朱翌言，与友人同食枸杞，不但齿颊生香，而且延年益寿。

4. 林洪《加枸杞作羹》中对枸杞的记载

"春采苗叶洗焯（音 chāo zhuō，意为：把青菜放在开水里略微一煮就拿出来）用油略炒熟，下姜盐作羹，可清心明目，加枸杞尤妙"。

5. 林洪《山家清供》中对枸杞的记载

拌食枸杞头："山家三脆：嫩笋、小蕈、枸杞头，入盐汤焯熟。同香熟油，胡椒，盐各少许，酱油、滴醋拌食"。赵竹溪夫酷嗜此，或做汤饼以奉亲，名"三脆面"。其人以烹调之法和诗歌，不但详述了枸杞头美食的用料、做法、而且盛赞了菜食枸杞的美味。

6. 陆游《玉笈斋书事》中对枸杞的记载

"雪霁茆堂钟磬清，晨斋枸杞一杯羹。隐书不厌千回读，大药何时九转成？孤坐月魂寒彻骨，安眠龟息浩无声。剩分松屑为山信，明日青城有使行。"日服枸杞一杯，长此以往，可成为大补良药。

7. 周守忠（南宋）《养生杂纂》对枸杞的记载

乌发明目枸杞膏："采枸杞子红熟者，去蒂，水洗净，沥干，砂盆内研烂，以细布袋盛，漉去渣，澄清一宿，去清水。若天气稍暖，更不待经宿，入银石器中，慢火煎熬成膏，不住手搅之，勿粘底，候稀稠得所，泻向新瓷瓶中盛之，蜡纸封，勿令透气。每日早朝温酒下二大匙，夜卧再服，百日身轻气壮，耳目聪明，须发乌黑。"

（六）西夏用枸杞酿酒的记载

西夏文字中有"枸杞"二字。西夏酒曲实行官府专卖，各地设有踏曲库与卖曲库，专司酒曲的生产与榷售。据《旧唐书·党项传》载：西夏"求大麦于他界，酝以为酒"。西夏酿酒，须经官府批准，并颁发酿酒许可证，不许"无证酿酒""诸人不许酿醪酒、普康酒等""国内诸人不许酿饮小曲酒"。

五、元明清时期的枸杞食用

（一）元代《农桑通诀》对枸杞的记载

《农桑通诀》载："春夏采叶，秋采茎实，冬采根。朱孺子幼事道士王元真，居大若巖。汲于溪，见二花犬，因遂之，入于枸杞丛下，掘之根形如二犬，食之忽觉身轻。谚云：去家千里，勿食萝摩、枸杞，言其补精气也。"

（二）元代《饮膳正要·卷第一·食疗诸病》对枸杞的记载

"枸杞治阳气衰败，腰脚疼痛，五劳七伤。枸杞叶（一斤），羊肾（一对，细切），葱白（一茎），羊肉（半斤，炒）。右四味拌匀，入五味，煮成汁，下米熬成粥，空腹食之。"

（三）明代养生学家戏剧家高濂（约1573—1620）在著作《遵生八笺》中对枸杞的记载

"三妙汤、枸杞粥、杞叶粥、枸杞子粥、枸杞茶，明目金水煎、枸杞煎方、保镇丹田二精丸方。"

（四）清代剧作家曹雪芹（约1715—1763）将油盐炒枸杞写进鸿篇巨制《红楼梦》

《红楼梦》中写道，薛宝钗喜吃油盐炒枸杞芽菜。

第二节 古代《本草》药典对枸杞养生功能的记载

一、先秦时期对枸杞药用的认知

（一）《神农本草经·卷一·上经》对枸杞药用的记载

枸杞"味苦，寒。主五内邪气，热中，消渴，周痹。久服坚筋骨，轻身不老。耐寒暑，下胸肾气，客热头痛，补内伤，大劳嘘吸，强阴，利大小肠，补精气诸不足，易颜色变白、明目、定神，令人长寿。"

《神农本草经》认为，枸杞"主养命以应天，无毒，多服、久服不伤人。欲轻身益气，不老延年者"须常服枸杞。

枸杞在《神农本草经》中被列为中药药材"木"类药品中的"上品"，是"轻身益气，不老延年"的"神仙服食药方"。

（二）《神农四经》对枸杞药用的记载

（枸杞）是"羽化登仙"的"上品"之药，令人"身安命延，升为天神"。

二、汉唐时期对枸杞药用的认知

汉唐时期枸杞入药治疗疾病应用广泛，甄权（541—643）编著的《药性论》、孙思邈（581—682）编著的《千金要方》、孟诜（612—713）编撰的《食疗本草》、苏敬（657—759）主持编纂的《唐本草》（《新修本草》）、陈藏器编撰的《本草拾遗》等，对枸杞入药都有研究记载。

（一）医学家甄权（541—643）《药性论》对枸杞的记载

枸杞，"臣，子叶同说，味甘，平。能补益精诸不足，易颜色，变白，明目，安神，令人长寿。叶和羊肉作羹，益人，甚除风，明目。若渴，可煮作饮代茶饮之。"

（二）孙思邈与《千金要方》

孙思邈（581—682）是唐代乃至世界医学史上著名的医学家和药物学家，他撰写的《千金要方》又称《备急千金要方》《千金方》，认为生命的价值贵于千金，而一个处方能救人于危殆之中，价值更胜于此。因而用《千金要方》作为书名，简称《千金方》，共30卷，《千金翼方·卷第三·本草中木部上品》对枸杞的药用认识、名称、采集、药方，均有详细记载。

1. 药用认知

"味苦，寒。根，大寒；子，微寒，无毒。主五内邪气，热中消渴，周痹风湿，下胸胁气，客热头痛。补内伤，大劳嘘吸，坚筋骨，强阴，利大小肠。久服坚筋骨，轻身不老，耐寒暑。"

2. 名称认知

"一名杞根，一名地骨，一名枸忌，一名地辅，一名羊乳，一名却暑，一名仙人杖，一名西王母杖。"

3. 采集认知

"生常山平泽及诸丘陵阪岸，冬采根，春夏采叶，秋采茎、实，阴干。"

三、宋元时期对枸杞药用的认知

（一）宋元时代对枸杞药用概述

宋元时期，在继承前人对枸杞药用的基础上，对枸杞与人体各部疾病的关系、枸杞制药、入药等有了更加精细的认识，官方重新编纂了《开宝本草》《嘉祐本草》《图经本草》《嘉祐补注神农本草》《太平圣惠方》《圣济总录》等药用书籍，其中对枸杞的药用，有了更为详细的记载。刘翰、马志等编著的《开宝本草》记载：（枸杞）"味苦，根大寒，子微寒，无毒。风湿，下胸胁气，客热，头痛，补内伤，大劳嘘吸，坚筋骨，强阴，利大小肠。"宋代寇宗奭编著的《本草衍义》载：（枸杞）"今人多用其子，直为补肾药，是曾未考究《经》意，当更量其虚实冷热用之。"

（二）宋代《图经本草》对枸杞药用的描述

《图经本草》的作者宋颂说：枸杞的"茎、叶及子，服之轻身益气"，"世传蓬莱县南丘村多枸杞，高者一二丈，其根蟠结甚固。故其乡人多寿者，亦饮食其水土之品使然耳。润州州寺大井旁生枸杞，亦岁久。故土人目为枸杞井，云饮其水甚益人。"

四、明清时期对枸杞药用的认知

明清时期名医辈出，对枸杞药用的搜集、整理、研究和阐释，著书立说盛行。明太医院编撰的《本草品汇精要》、朱橚编撰的《普济方》《救荒本草》、宁源编撰的《食鉴本草》、李时珍编撰的《本草纲目》，还有清代医家张璐编著的《本经逢原》、董西园编撰的《医级》、沈金鳌编撰《要药分剂》、柴裔编撰的《食鉴本草》等，可谓推陈出新，对枸杞在中医的药用中无论是枸杞史料、资料的收集、整理与医药研究，均进入了一个集大成的新时期。

（一）李时珍《本草纲目》中记载的枸杞

李时珍（1518—1593），字东璧，晚年自号濒湖山人，明代著名医药学家，素有"医圣"的美名，他先后到武当山、庐山、茅山、牛首山及湖广、南直隶、河南、北直隶等地收集药物标本和处方，并拜渔人、樵夫、农民、车夫、药工、捕蛇者为师，参考历代医药等方面书籍925种，"考古证今、穷究物理"，记录上千万字札记，弄清许多疑难问题，历经27个寒暑，三易其稿，于明万历十八年（1590年）完成了医药巨著《本草纲目》，共16部52卷，192万字，全书收纳诸家本草所收药物1 518种，在前人基础上增收药物 374 种，合计 1 892 种。这部伟大的著作，吸收了历代本草著作的精华，尽可能地纠正了以前的错误，补充了不足，并有很多重要发现和突破，是到 16 世纪为止中国最系统、最完整、最科学的一部医药学著作。

《本草纲目》不仅为中国药物学的发展做出了重大贡献，而且对世界医药学、植物学、动物学、矿物学、化学的发展也产生了深远的影响。先后被译成日、法、德、英、拉丁、俄、朝鲜等十余种文字在国外出版。书中首创了按药物自然属性逐级分类的纲目体系，这种分类方法是现代生物分类学的重要方法之一，比现代植物分类学创始人林奈的《自然系统》早了一个半世纪，被誉为"东方医药巨典"。2011 年 5 月，金陵版《本草纲目》入选世界记忆名录。

1.《本草纲目》对枸杞的药用功效进行了概括性总结

"枸杞，主五内邪气，热中消渴，周痹风湿。久服，坚筋骨，轻身不老，耐寒暑。"

"春采枸杞叶，名天精草；夏采花，名长生草；秋采子，名枸杞子；冬采根，名地骨皮。枸杞使气可充，血可补，阳可生，阴可长，火可降，风可祛，有十全之妙用焉。"

2.《本草纲目》对枸杞名称进行了历史性总结

"枸、杞二树名。此物棘如枸之刺，茎如杞之条，故兼名之。道书言：千载枸杞，其形如犬，故得枸名，未审然否？颂曰：仙人杖有三种，一是枸杞；一是菜类，叶似苦苣；一是枯死竹竿之色黑者也。"

（二）兰茂《滇南本草》中记载的枸杞

明代医药家兰茂（1397—1476），号和光道人、玄壶子，号和光道人、玄壶子，撰有《滇南本草》三卷，第一卷对枸杞记载："地骨皮（枸杞根皮），味苦，性寒。治肺热劳烧，骨蒸发热，诸经客热。单方：枸杞尖作菜食，和鸡蛋炒吃,治少年妇人白带。"

(三)陈嘉谟《草蒙筌》中记载的枸杞

明代医药家陈嘉谟(1486—1570)编撰《草蒙筌》(1565年成书)这样记载枸杞"味甘、苦,气微寒。无毒。近道田侧俱有,甘肃州(并属陕西)者独佳。春生嫩苗,作茹爽口。秋结赤实,入药益人。依时采收,曝干选用。紫熟味甜,粗小膏润者有力;赤黯味淡,颗大枯燥者无能……明耳目安神,耐寒暑延寿。添精固髓,健骨强筋。滋阴不致阳衰,兴阳常使阳举。谚云:离家千里,勿服枸杞,亦以其能助阳也。"

(四)汪昂撰《本草备要》中记载的枸杞

清代药物学家汪昂(1615—1695)编撰《本草备要》(1694年成书)这样记载枸杞:"平补而润,甘平(《本草》苦寒)。润肺清肝,滋肾益气,生精助阳,补虚劳,强筋骨(肝主筋,肾主骨),去风明目(目为肝窍,瞳子属肾),利大小肠。治嗌干消渴。"

有意思的是,汪昂在这句话的后面专门加了按语:"古谚有云,出家千里,勿食枸杞。其色赤属火,能补精壮阳。然气味甘寒而性润,仍是补水之药,所以能滋肾、益肝、明目而治消渴也"。

"出家千里,勿食枸杞"这句谚语意思是说,出门在外,夫妻远离,吃了枸杞,精神勃发,会出事故。

(五)陈士铎《本草新编》中记载的枸杞

清代医药学家陈士铎(约1627—1707)编著的《本草新编》这样记载枸杞:"枸杞子,味甘、苦,气微温,无毒。甘肃者佳。入肾、肝二经。明耳目,安神,耐寒暑,延寿,添精固髓,健骨强筋。滋阴不致阴衰,兴阳常使阳举。更止消渴,尤补劳伤。"

地骨皮,即枸杞之根也。性甚寒凉,入少阴肾脏,并入手少阳三焦。因为枸杞秉阴阳之气而生。亲于地者,得阴之气;亲于天者,得阳之气也。

得阳气者益阳，得阴气者益阴。所以，枸杞子益阳而兼益阴，地骨益阴而不能益阳，作为君臣佐使的佐药类，枸杞佐阳药以兴阳，地骨皮佐阴药以平阴。

地骨皮治骨蒸之热，非黄柏、知母之可比。地骨皮虽入肾而不凉肾，止入肾而凉骨耳。凉肾必至泻肾而伤胃；凉骨反能益骨而生髓。黄柏、知母泻肾伤胃，故断不可多用以取败。地骨皮益肾生髓，不可少用而图功。欲退阴虚火动、骨蒸劳热之症，用补阴之药，加地骨皮或五钱或一两，始能凉骨中之髓，而去肾中之热。

地骨皮非大寒之药，而其味又轻清，如用之少，则不能入骨髓之中而凉其骨。大寒恐其伤胃，微寒正足以养胃。

第三节 枸杞对养生的作用

一、枸杞植株药用部分别名

枸杞的果、叶、苗、花、皮、根,都含有对人体有用的成分。

明代大医药学家李时珍在其药物学巨著《本草纲目》中,对枸杞植株结构的养生,这样记载:"春采枸杞叶,名天精草;夏采花,名长生草;秋采子,名枸杞子;冬采根,名地骨皮。枸杞使气可充,血可补,阳可生,阴可长,火可降,风可祛,有十全之妙用焉。"

二、枸杞的养生功能

(一)枸杞果实的养生功效

枸杞作为农田果木,其食用、医用、养生价值被发现以后,经历了由鲜果到干果和其他形式的浆果制品的阶段。从初夏到初秋,一茬茬鲜果,以其甘美、香甜而微涩的果汁,可以满足人类的口腹之欲。但大量的鲜果,食之不尽,又不忍心丢弃的时候,就有了晒干、晾干,或者制成果酱,以备不时之用。

枸杞果实内含多种维生素及微量元素,能够有效保护肝脏的正常活动,使双眼更加明晰、让人不再为肝脏问题烦恼,保证身体的健康和活力。

枸杞果实能够有效帮助自身健康发展,让人的身体不再虚弱,保持血液畅通、精神充满活力,让人类的工作效率不在低下,干劲倍增。

枸杞果实能有效保护肾脏,让自己身体保持活力。

（二）枸杞花对养生的作用

枸杞花又名长生草,单独泡水或与菊花共饮,可以养肺止咳、明目、补肾;还能预防心血管系统和消化系统的疾病。

（三）枸杞子（果实）对养生的作用

①补肾壮阳；②免疫调节；③抗衰老；④抗肿瘤；⑤抗疲劳和抗辐射损伤；⑥调节血脂,降血糖、血压；⑦保护生殖系统；⑧提高视力；⑨提高呼吸道抗病能力；⑩美容养颜,滋润肌肤。

（四）枸杞叶的养生功用

枸杞叶中医称为"地仙",又名天精草。叶全株性凉,适于治疗阴虚发热、消渴口干、手足心热以及肝肾亏虚、两目干涩、虚火牙痛等病症。枸杞叶除了具有枸杞子果实全有的营养价值外,还有甜菜碱和枸杞叶蛋白素,对肝脏内毛细血管所积存毒素清理有着特殊的作用。其清除肝脏毒素能力是一般枸杞果实的50倍以上。枸杞叶无论作蔬菜食用、制茶饮用,都可清热、降低血压、通肠润便。

研究证明：枸杞叶含有维生素、微量元素钙、磷、铁,核黄素、抗坏血酸、烟酸（尼克酸）及人体必需的18种氨基酸等营养成分。性味苦、甘、涩,可补虚益精、清热、止咳,祛风,明目,养颜,治虚痨、发热、烦渴、目赤昏痛、夜盲、崩漏带下、清热毒、散恶肿。所以中医把它叫作天精草,纳入上品药物中。

（五）枸杞根的养生功用

枸杞根又称"地骨皮",有滋阴补肾之效,主治虚劳潮热盗汗、肺热咳喘、吐血、衄血、血淋、消渴、痈肿、恶疮。"地骨皮"因含有胍（音：guā、有机化合物,化学式 CH_5N_3。无色晶体,容易潮解。用来制磺胺类药物和染料等。）的衍生物,具有降血糖作用。它的浸剂、酊剂、煎剂有阻断交感神经末梢及直接舒张血管的作用；同时具有一定的退热作用。

三、黑枸杞的特殊作用

（一）黑枸杞作用

《维吾尔药志》记载，维吾尔族医生常用黑果枸杞果实及根皮治疗尿道结石、癣疥、齿龈出血等，民间用作滋补强壮、明目及降压。

《四部医典》《晶珠本草》等藏药经典著作记载黑枸杞用于治疗心热病、心脏病、月经不调、停经等，且药效显著。民间作滋补强壮，降压药用。

（二）黑枸杞营养成分

中国科学院西北高原生物研究所、中国科学院研究生院对柴达木野生黑枸杞果实中的主要营养成分进行了分析，结果表明，黑枸杞鲜果含水量为 85.03%，其干果蛋白质为 10.61%，脂肪为 6.66%，多糖为 4.28%，总黄酮为 4.29%，原花青素为 3.42%。果实含有 γ-VE 及 δ-VE，每 100 g 果实分别含有 0.007 5 mg 和 0.016 0 mg；从黑枸杞籽中提取的枸杞籽油维生素 E 含量较果实要高得多，籽油富含 α-VE、γ-VE 及 δ-VE，每 100 g 枸杞籽油分别含有 0.190 6 mg、1.893 9 mg 和 0.045 0 mg。黑枸杞中氨基酸种类相对较丰富，亮氨酸、蛋氨酸、苯丙氨酸、异亮氨酸等含量相对较高。黑枸杞中矿质元素丰富，其中钾的含量最高，且远高于钠的含量，属于高钾低钠的食品。同时果实所含的微量元素也很丰富，除常量元素 Na、K、Mg、Ca、Fe 之外，还含有一定量的微量元素 Mn、Sr、Se、Zn、Cr、Cu 等。由于微量元素对多种酶的活性和核酸、蛋白质的合成，机体免疫和细胞增殖等具有直接或间接作用。

思考练习题：

1. 枸杞在甲骨文中的记载说明了什么？

2. 陶弘景和颜之推分别在哪些著作中对枸杞食用进行了记载？

3. 宋代《云笈七签》中提到了哪些日子可以用枸杞煮汤沐浴？

4. 请列举《神农本草经》《千金要方》《本草纲目》等古代药典中对枸杞的药用功效和药用认知。

5. 请简述明清时期对枸杞药用的发展情况。

6. 请简述李时珍编著的《本草纲目》对枸杞的药用认知。

7. 枸杞中含有哪些微量元素？这些微量元素在人体中有什么作用？

8. 枸杞中维生素 C 的含量如何？与其他水果相比如何？

9. 《山海经》中对枸杞的描述有哪些？为什么会在《山海经》中被载入？

10. 枸杞中含有哪些营养成分？枸杞对人体有哪些益处？

11. 枸杞的历史实证有哪些？枸杞在哪些医学著作中被提到？

12. 枸杞的哪些部分含有药用成分？

13. 枸杞有哪些医疗养生功能？

14. 为什么黑枸杞被称为"长生果"？

第三章 枸杞的药用价值

第一节 宁夏枸杞是中国药典唯一收入的药用枸杞

中国枸杞产地可分为5个地区：一是甘肃省张掖（古称甘州）一带枸杞，产品称"甘枸杞"；二是宁夏回族自治区的中卫、中宁地区枸杞，产品称"西枸杞"，也就是现在所称的"宁夏枸杞"；三是天津地区枸杞，据说是清朝庚子年间从宁夏引种发展起来的，称之"津枸杞"；四是新疆枸杞"古城子枸杞"；五是青海枸杞，以青海柴达木诺木洪农场所产枸杞为代表。

在诸多产品中，业界普遍认为以"西枸杞"——宁夏枸杞品质最佳，而宁夏枸杞以中宁枸杞最为正宗。

正宗的中宁枸杞主产地在靠近清水河和泉眼山的舟塔。这里枕山带河，处于清水河和黄河交汇的平原台地上。发源于六盘山的黄河一级支流——清水河，流经宁夏南部山区320 km，在中宁汇入黄河。雨季洪水不仅带来了南部山区的有机肥（牛羊粪），而且还带来了中宁枸杞特别需要的多种微量元素。中宁枸杞就这样靠黄河母亲滋润，清水河山地流水浸淫，以两河淤积和山地洪水下泄的洪积扇平原的肥沃土地，享塞上日照时间长和昼夜温差大之利，沐塞北之甘露，润天地之精华，以中宁地区独特的地理气候条件，将枸杞哺育成了国朝贡品，铸成了享誉全球的"中宁红宝"。

根据明庆王·朱栴主持纂修的《弘治宁夏府志》提到枸杞作为宁夏贡品，已送达朝廷庙堂。这说明，明代已大规模园艺种植的中宁枸杞已驰名中外。因为其祛病养生、延年益寿的奇效，药用、食用俱佳的质地，自然而然就成了中药中的上品和宫廷御用的贡品。所以，到清代乾隆年间，知县黄恩赐撰写《中卫县志》，在"药类"条记述了以下事实："宁安一带，家种杞园。各省入药甘枸杞，皆宁产也。"

中宁枸杞因为独特的品质是唯一被载入中国药典的枸杞品种，列入国家十大药材生产基地之一，也是首批获得"道地药材"认证的枸杞品种。中宁县被誉为"中国枸杞之乡"，2017年1月10日，中华人民共和国农业部正式批准对"中宁枸杞"实施农产品地理标志登记保护。2019获得10.4万亩枸杞全国绿色食品生产基地证书。

第二节 人类对枸杞医疗功效的认识

大自然总会给人类馈赠极其丰富实用的瑰宝，供人类在生息繁衍过程中物竞天择，合理运用，健康发展。人类也总是在这种运用中不断总结，不断传承，不断创新，逐步告别愚昧，走向文明，走向繁荣，才有了今天乃至久远的欣欣向荣。枸杞及枸杞临床应用的一系列经典方剂，或许就是大自然与前人的馈赠，并遗留给后人极为珍贵的遗产之一。而怎样将这些珍贵的遗产继承、发扬、光大，今天的人们需要做积极有益的探索。

一、古人对枸杞药效的认识

药用枸杞最早见载于《神农本草经》。《神农本草经·卷一·上经》记载："枸杞味苦寒。主五内邪气，热衷、消渴、周痹，久服，坚筋骨，轻身不老"。所以，枸杞在《神农本草经》中被列为中药药材"木"类药品中的"上品"药。《神农四经》说：上药令人身安命延，升为天神；中药养性；下药除病。所谓"上品"药，即养命之药。

南北朝时期的《本草经集注·草木上品》（陶弘景编撰）载：（枸杞）"味苦，寒，根大寒，子微寒，无毒。主治五内邪气，热衷，消渴，周痹。风湿，下胸胁气，客热，头痛，补内伤，大劳、嘘吸，坚筋骨，强阴，利大小肠。久服坚筋骨，轻身，耐老，耐寒暑。"他顺便指出了枸杞的许多别名；并说，生长在平原水泽和丘陵地带的枸杞，冬采根，春、夏采叶，秋采茎、实，阴干后。其叶可作羹，味小苦。谚语说：去家千里，勿食萝摩、枸杞，因为它能补益精气，强盛性欲。枸杞根、实，也可为服食家用。

隋唐时期的《药性论》（甄权编撰）载：（枸杞）"发热诸毒，烦闷，可单煮汁解之，能消热解毒。又根皮细锉，面拌，熟煮吞之，主治肾家风，良。主患眼风障，赤膜昏痛，取叶捣汁注眼中，妙。"

唐代孟诜撰《食疗本草》载：（枸杞）"坚筋耐老，除风，补益筋骨，能益人，去虚劳。"

秦汉以来，随着对枸杞认识的不断深化，枸杞的养生保健功效日益显著，名声显赫。

唐代以枸杞入药治疗疾病应用广泛。孙思邈《千金方》记载了用枸杞治疗的疾病方剂，如治虚劳，退虚热，轻身益气。令一切痛疽永不发的具体方剂是"用枸杞三十斤（春夏用茎、叶，秋冬用根、实），以水一石，煮取五斗，以滓再煮取五斗，澄清去滓，再煎取二斗，入锅煎如场收之。"

明代医圣李时珍在其《本草纲目》（刊于1590年）中对枸杞的养生保健功效进行了历史性的总结："春采枸杞叶，名天精草；夏采花，名长生草；秋采子，名枸杞子；冬采根，名地骨皮。枸杞使气可充，血可补，阳可生，阴可长，火可降，风可祛，有十全之妙用焉。"称枸杞："久服坚筋骨，轻身不老，耐寒暑。"

二、现代人对枸杞功效的认识

随着科研的深入和人们在长期使用中总结发现，枸杞功效具有以下六个方面。

一是具有免疫、抗癌、明目、抗疲劳、增强记忆功效；二是具有提高肌体适应性、增强人体造血功能、延缓衰老功效；三是具有美容肌肤、强身壮阳提高性功能、治疗不育症的功效；四是具有降血脂治疗高血压、抗敏性炎症、肝抗脂肪功效；五是具有保肝、降血糖治疗糖尿病、治疗慢性肝炎肝硬化功效；六是具有治疗肥胖症功效。

第三节 枸杞的医药价值

一、枸杞活性与治病医理

2000年10月,美国研究学者Marc Schreuder,在德国不伦瑞克实验室,做了一个关于宁夏枸杞氧原子吸收能力测试的抗氧化剂分析样本。令人吃惊的是,根据ORAC(抗氧化能量指数)所显示的结果,保存了1~3年的宁夏枸杞,抗氧化能力是石榴的近3倍、橙子的12倍、葡萄干的14倍、菠菜的25倍,苹果、香蕉、胡萝卜的150倍。宁夏枸杞的ORAC值是世界上已知高抗氧化食物中最高的。2004年,台湾高雄市医药大学公布的一项研究表明,宁夏枸杞有非常强的超级氧化物中和能力。

由此可知,枸杞是能增强人体免疫力的功能性食物之一。

枸杞子、枸杞果柄、枸杞叶中的枸杞多糖能显著提高巨噬细胞的吞噬功能、提高血清溶菌酶的活力和血清中抗氧红细胞抗体的效价;枸杞子还能增加脾中抗氧红细胞的抗体形成细胞数量。

地骨皮属于清虚热药,有着良好的退热功效,解热有效成分为甜菜碱。地骨皮内也含有直接刺激成骨样细胞增殖的成分,可通过改变生物节律来有效地促进生理性睡眠冲动,改善睡眠质量。

现代医学证实,枸杞的化学成分,其主要活性成分是LBP(枸杞多糖)。

（一）枸杞活性

1. 抗菌、抗病毒活性

枸杞（*L.chinense* Mill.）叶子、茎和根皮中纯化得到的枸杞苷 II（Lyciumoside II），对幽门螺杆菌有显著抑制作用。

枸杞果实、枸杞（*L.chinense* Mill.）叶子的水提物可抑制血管紧张素 I 转化酶（ACE）也有一定抑制作用

2. 保护皮肤活性

枸杞可通过降低中波紫外线（UVB）引起的炎症因子肿瘤坏死因子-α（TNF-α）和白介素 IL-1β 的分泌来减轻紫外线辐射引起的皮肤损伤。

枸杞可延缓皮肤老化，浓度低于 20% 时起作用随剂量增加而增加，当浓度高于 20% 时其延缓老化作用随剂量增大而减弱。

3. 神经保护活性

枸杞果实水提取物可通过抑制促凋亡信号通路来发挥神经保护作用，此提取物可以显著降低乳酸脱氢酶（LDH）的释放水平，抑制 β 淀粉样蛋白（Aβ）触发 caspase-3 酶的活性，可治疗高血压视网膜的神经退化。

4. 降血脂、抗粥样动脉硬化活性

枸杞籽油可增加实验家兔血浆中高密度脂蛋白胆固醇（HDL-C）、载脂蛋白 A（APOA）的含量，降低血浆中总胆固醇（TC）、甘油三酯（TG）、低密度脂蛋白胆固醇（LDL-C）、载脂蛋白 B 的含量、增强血清中超氧化物歧化酶（SOD）、谷胱甘肽过氧化物酶（GSH-PX）、总抗氧化酶（T-AOC）的活性，降低血清中丙二醛（MDA）的含量；降低蛋白激酶 C（PKC）、基质金属蛋白酶（MMP-2、MMP-9）在血管中的表达，表明枸杞籽油有显著抗动脉粥样硬化效应。

不同剂量枸杞子水提取液均有明显降低血中血清总胆固醇（TC）、甘油三酯（TG）、低密度脂蛋白胆固醇（LDL-C）的作用以及降低肝内 TC、

TG 的作用，也即利于降血脂。

5.抗辐射损伤活性

枸杞可以升高外周白细胞数，降低微核率，提高骨髓细胞增殖活性，从而抗辐射损伤。

6．淋巴细胞增殖活性

枸杞对 T 淋巴细胞增殖和亚群稳定有调节作用。老年人服用枸杞制剂后，淋巴细胞应答能力增强 3.28 倍。

7.保护生殖系统活性

枸杞多糖能抑制过氧经氢诱导的睾丸细胞损伤，对生殖细胞具有明显的保护作用。

枸杞子煎服对子宫的收缩频率、张力、强度均有不同程度的加强，其收缩频率与张力与用药前相比较具有显著性差异。

（二）枸杞强身作用

1.抗氧化、抗衰老作用

枸杞煎剂可使老年人降低的 SOD（超氧化物歧化酶）活力显著提高，血浆 LPO（脂质过氧化物）含量显著下降，血浆 T3、T4 和皮质醇含量增高。起到抗氧化衰老的作用。

2.抗诱变作用

枸杞子具有明显的抗诱变作用，既可预防，减少体细胞的癌变，又可保证人类生殖细胞的正常生长发育，减少遗传病、畸形的发生。

3.明目作用

枸杞子尤其对明目作用显著，所以俗称"明眼子"。历代医家治疗肝血不足、肾阴亏虚引起的视物昏花和夜盲症，常常使用枸杞子。著名方剂杞菊地黄丸，就以枸杞子为主要药物。民间也习用枸杞子治疗慢性眼病，枸杞蒸蛋就是简便有效的食疗方。

4. 保肝、抗脂肪肝作用

枸杞子具有保肝补肾的作用，能抑制脂肪在肝细胞内沉积，并促进肝细胞的新生。

5. 强身壮阳、提高男性的性功能作用

作为滋补强壮剂治疗肾虚各症及肝肾疾病疗效甚佳，能显著提高人体中血浆睾酮素含量，达到强身壮阳之功效。对于性功能减退有明显的疗效，枸杞子对于少精症有提高精子数目和精子活力的作用，因此可以治疗男性不育症。

6. 对过敏性炎症的缓解作用

枸杞子对过敏引起的胃肠道、关节疼出血等症状有缓解作用，这些作用是通过调节内分泌实现的。

7. 其他作用

枸杞子中含 Anyiotem sin 转化酶抑制剂，可用于治疗高血压。枸杞子浸出液对金黄色葡萄球菌等 17 种细菌有较强的抑菌作用，对铅的免疫毒性有拮抗作用。

（三）枸杞对病变的抑制作用

1. 抗肿瘤作用

宁夏枸杞作为一种益补类药品，不会直接对癌细胞产生杀伤作用，它只是作为一种生物反应调节剂（BRM），通过提升机体的免疫力，增强癌细胞对放射、化疗及免疫的敏感性，增加人体对细胞放、化疗的耐受能力而起到辅助治疗癌症的作用。枸杞多糖（LBP）是枸杞抗癌、调节免疫的有效成分，当 LBP 服用剂量为枸杞子的 1/200 时即可起到相同的免疫促进作用。

宁夏枸杞果实提取物可以通过激活巨噬细胞，促进效应细胞和靶细胞结合等途径达到抗癌效果。

枸杞叶代茶常饮，能显著提高和改善老人、体弱多病者和肿瘤患者的

免疫功能和生理功能，具有强壮肌体和延缓衰老的作用。对癌症患者配合化疗，有减轻毒副作用，防止白细胞减少，调节免疫功能等疗效。试验研究发现，枸杞片中含有的微量元素——锗有明显抑制癌细胞的作用，可使癌细胞完全破裂，抑制率达100%。

2. 降血压作用

枸杞（*L.chinense*）叶子的水提物可抑制血管紧张素 I 转化酶（ACE），ACE可以催化血管紧张素 I 转化为血管紧张素 II，并且使缓激肽失活，血管紧张素 II 和缓激肽分别可升血压和降血压，可见枸杞叶提取物可以降血压。

3. 降血脂作用

食用枸杞子可以显著降低血清胆固醇和甘油三酯的含量，达到降血脂的目的。

（四）枸杞多糖的疗效作用

中外科研人员从枸杞属植物的宁夏枸杞（*L.barbarum*）、枸杞（*L.chinese*）和黑果枸杞（*L.ruthenium*）中，分离和鉴定出了46种大分子化合物。其中最主要的成分即是枸杞多糖。

枸杞多糖是枸杞中最重要的有效成分之一，包含18种氨基酸和9种单糖，即木糖、葡萄糖、阿拉伯糖、鼠李糖、甘露糖、半乳糖、岩藻糖、半乳糖醛酸、葡萄糖醛酸。

二、枸杞药性及医药效果

宁夏枸杞及其内含物之一枸杞多糖，在促进和调节免疫功能、延缓衰老等方面有药理作用，有良好的应用前景。枸杞多糖能提高或显著提高和改善老年人的免疫学、生理、生物化学和遗传学技能状态的指标，向年轻化方向逆转。故枸杞实为抗衰老及防治老年疾病的良药。

宁夏枸杞的抗氧化活性优于维生素C（$P < 0.01$），作为天然抗氧化剂，其具有良好的开发前景。

枸杞多糖对四氧化嘧啶糖尿病有明显降血糖效果，优于粗多糖，更优于枸杞原汁，已经达到了目前临床治疗糖尿病所使用的降糖西药苯乙双胍的降糖效果。枸杞多糖可使患者血糖明显降低（$P<0.05$，$P<0.01$）；可明显对抗正常给糖引起的血糖升高（$P<0.01$）。

枸杞多糖可通过抗氧化作用保护内皮完整，而使血管内皮分泌与其相关因子达到生理性平衡，维持血管张力。

枸杞中的多糖和多种微量元素及一些其他药用成分所具有的抗病功能，使其具有抑制病菌的能力，并能提高机体免疫功能，增强机体适应调节能力。

作为一种传统常用中药，枸杞具有上述所述的多种功能功效。随着药理学研究的不断深入，

仍有待于进一步研究，为枸杞资源的深层次开发，提供新的科学依据。

第四节　枸杞的治病病理

中药四宝，世人皆知人参、鹿茸、虫草为大补，却对第四宝——枸杞的营养价值了解甚少。其实，在中国古代的医学名著中，枸杞治病功效的相关记载就很多。

一、古人对枸杞治病的描述

（一）枸杞"为肝肾真阴不足、劳乏内热补益之要药"

肾为五脏之首，主宰人体衰老程度。一个人的肾气强则代表他生命旺盛且有活力。大多数情况下，肾虚是许多疾病发生的一大诱因。因此，补肾可强身、轻身不老。

《本草经疏》云："枸杞子，润而滋补，兼能退热，而专于补肾、润肺、生津、益气，为肝肾真阴不足、劳乏内热补益之要药。"

（二）枸杞"去风明目，利大小肠"

枸杞性平，于寒、凉、温、热四性之外，适合一年四季长期食用。

（三）枸杞"有十全之妙用焉"

常人以为多吃枸杞会上火，其实古医药典认为，长期食用枸杞，非但不会上火，反而能降火。

《本草汇言》云："枸杞能使气可充，血可补，阳可生，阴可长，火可降，风湿可去，有十全之妙用焉。"

（四）枸杞"能治消渴"

《本草求真》云："枸杞，甘寒性润。据书皆载祛风明目，强筋健骨，补精壮阳，然究因于肾水亏损，服此甘润，阴从阳长，水至风息，故能明目强筋，是明指为滋水之味，故书又载能治消渴。"

二、枸杞治病病理图标

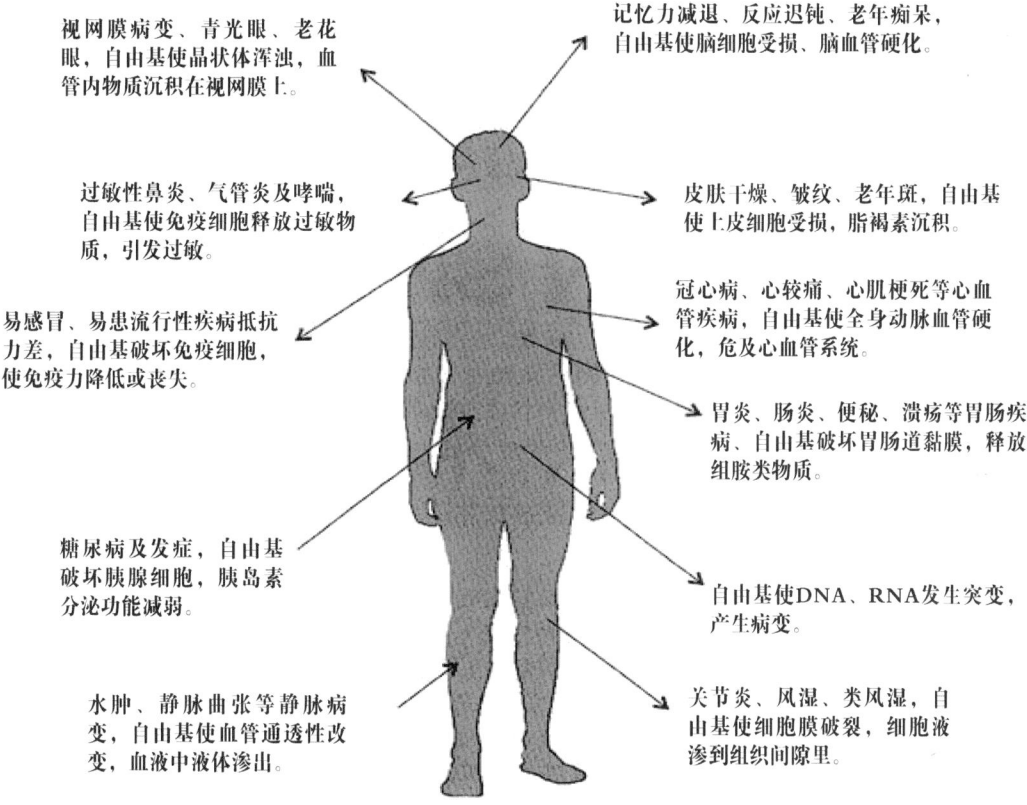

图 3-1　枸杞治病病理图标

三、枸杞活性物质 β- 胡萝卜素和玉米黄素的医疗作用

β- 胡萝卜素在枸杞中的含量非常高，是枸杞中的主要成分活性之一。

β- 胡萝卜素能够抗老抗癌并预防皮肤损伤。科学研究认定，自由基是人体代谢产生的惰性因子，是机体老化和癌变的活性剂，而 β- 胡萝卜素能消除自由基的恶性作用，因而是延缓衰老和恶性癌变的最佳饮食之一。

枸杞中另一种物质是具有抗氧化作用的玉米黄素，亦称"玉米黄质"。

玉米黄素是 β- 胡萝卜素的二羟基衍生物，与叶黄素有相同的分子式且互为异构体，可预防多种因自由基破坏而引起的癌症。

枸杞中的玉米黄素还可减缓肿瘤细胞生长的速度，预防黄斑部退化、青光眼和白内障。

思考练习题：

1. 中宁枸杞为什么被认为是国家唯一入药的枸杞品种？

2. 中宁枸杞有哪些荣誉称号？

3. 宁夏枸杞在什么时候被载入中国药典？

4. 枸杞有哪些养生功效？请列举至少三个。

5. 枸杞最早被列为中药药材"木"类药品中的什么品质的药？

6.《中华人民共和国药典》（2010年版）明确规定药用枸杞子为什么？

7. 宁夏枸杞的抗氧化能力如何？请列举出比它抗氧化能力低的食物，并说明它们的抗氧化能力。

8. 枸杞对人体健康有哪些作用？

9. 宁夏枸杞在癌症治疗中有什么作用？

10. 枸杞治疗哪些疾病？请列举三个。

11. 枸杞中含有哪些活性物质？它们分别有什么作用？

12. 从枸杞中提炼出的特定分子量的有效活性物质是什么？有什么作用？

第四章 宁夏枸杞的成名史

第一节 中宁枸杞的成功轨迹

一、中宁枸杞何以成为朝廷贡品

宁夏中卫地在河西,明朝时期又属陕西布政使司,李时珍在《本草纲目中》所说的枸杞子"唯取陕西者良""以河西者为上"即指宁夏及河西走廊所产枸杞子品质最好,"味如葡萄,可作果食",是各地枸杞子中的"精品"。

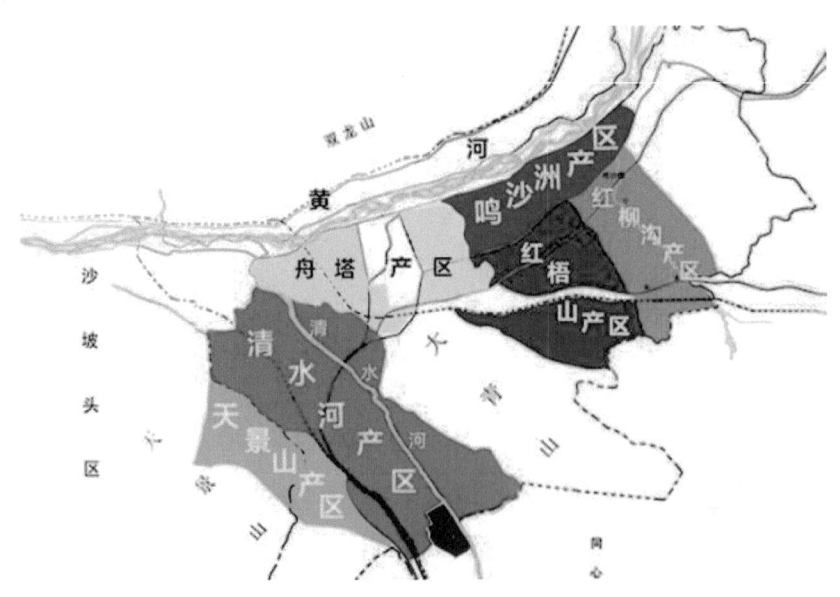

图 4-1 中宁县枸杞核心产区示意图

明·弘治十四年（1501年）成书的《弘治宁夏新志》，首次列中宁枸杞为贡品。可见其前，中宁地区早已有枸杞的人工栽培。

宁夏枸杞人工栽培地点最早起始于中宁县城西的红崖子，以后盛种于聂家滩（湾），渐及宁安堡、恩和堡、鸣沙州等。明代作为贡品的时候，品质较佳的枸杞则种植在新堡聂湾、恩和秦庄。明代驻屯宁夏的庆王朱栴的卫队在这里栽植枸杞，选取品质最佳者作为贡品上献朝廷。

宣德《宁夏志》是明代宁夏最早的地方志，该志"土产"条"药"类生产专项中记载了宁夏生产的33种药材，其中"枸杞"名列第六位。而《嘉靖宁夏新志》《朔方新志》《嘉靖固原州志》在"物产"中将枸杞也列入"药类"专项。

随后，清代的一系列著作的推崇，力证宁夏枸杞作为贡品的必然。

清乾隆《宁夏府志》"物产"条载，宁夏"其物产之最著者：夏朔之稻，灵之盐，宁安之枸杞，香山之羊皮，中卫近又以酒称。"中卫宁安（今中宁县）之枸杞为宁夏物产"五著"（枸杞、甘草、贺兰砚、二毛皮、发菜，传统上的红——枸杞、黄——甘草、蓝——贺兰砚、白——二毛羊皮、黑——头发菜）之一。

乾隆二十年（1755年），汪绎辰编修的《银川小志》记载："枸杞，宁安堡产者极佳，红大肉厚，家家种植。"

清代《中卫县志》"药类"条载："枸杞，宁安一带，家种杞园。各省入药甘枸杞，皆宁产也。"

二、中宁枸杞的荣誉

中宁枸杞本名宁安枸杞，位居宁夏"五宝"（枸杞、甘草、贺兰砚、二毛皮、发菜）之首，以原产地中宁县宁安堡而得名。

作为家种名优农产品，它是继承我国长期利用野生枸杞的传统经验，在宁安堡一带特殊环境下发展起来的贵重中药材。

宁夏是枸杞原产地。据多方考证，栽培种植历史已有 4 000 多年，而中宁枸杞则是宁夏枸杞之上品。"天下枸杞出宁夏，中宁枸杞甲天下"，此言不虚。

1961 年，中宁县被国务院确定为全国唯一的枸杞生产基地。

1995 年，国务院命名中宁为"中国枸杞之乡"。

1996 年，万亩枸杞观光示范园区"舟塔乡示范园区"始建于中宁县舟塔乡，舟塔乡因境内有唐代大顺年间所建的纪念北魏刁雍将军在该地设置码头，首创宁夏黄河航运业的"宁舟宝塔"而得名。

2001 年，"中宁枸杞"品牌为国家工商总局（2018 年改为国家市场监督管理总局）认可商标。

2007 年"中宁枸杞"被国家工商总局（2018 年改为国家市场监督管理总局）确定为原产地地理标志，品牌价值达 32.7 亿元。

这一切，已成为为振兴枸杞产业，加快科技进步，化区位资源和科技优势为经济优势，带动全县乃至全区枸杞生产发展的原动力。

三、中宁枸杞"非物质文化遗产"传承人张佐汉

张佐汉 1911 年生于中宁县舟塔乡上桥村，从小跟随长辈种植枸杞。虽然没有文化，但他是有心人，痴迷于枸杞种植。一进枸杞园就忘乎所以，神游其中。父亲去世早，张佐汉 14 岁就负责管育家里的全部枸杞。开始系统摸索总结宁夏枸杞传统种植经验。从施肥、防治病虫害，到有意培育新品种、定树冠。

20 世纪 40 年代，张佐汉管理的枸杞园已是中宁县树形最漂亮、果实个头最大、产量最高的枸杞园。他代表了宁夏枸杞传统种植经验最高水平，并创立了结果能力好、通风透光效果好的"三层楼"树型。保护和提纯了枸杞传统优良品种"大麻叶"，为宁夏枸杞最初发展提供了宝贵的经验，并进行了实际指导。

近100年来,"大麻叶"发挥良种自身的价值,也为今天的枸杞育种者,从"大麻叶"家族中选育的新品种——宁杞1号、宁杞4号提供了长果型枸杞母本。

鉴于张佐汉对中宁枸杞栽培发展的贡献,中宁枸杞入选非物质文化名录后,他自然成了当之无愧的传承人。

1952年,张佐汉获宁夏"爱国丰收奖";

1953年,张佐汉获甘肃省人民政府"农水牧先进工作者"荣誉称号(1953年宁夏划归甘肃省管辖,1958年宁夏成立回族自治区);

1959年,张佐汉获中央人民政府授予的"全国劳动模范"称号。

第二节　中宁枸杞与异地枸杞的辨别

一、中宁枸杞概述

（一）地域

中宁县地处宁夏河套平原南部、卫宁平原东端，总面积 2 959.7 km²。县境四面环山，中间平旷，黄河中游，沟渠纵横，是宁夏"塞上江南"古老灌区的一颗璀璨明珠。

中宁县枸杞种植区土地类型主要是清水河冲积平原和黄河冲积平原形成的淤灌土，土壤类型为绿洲土，质地以中壤为主。土壤 pH 7.3~8.5，土壤有机质含量 8.3~14.6 g/kg，土壤全氮含量 0.7~1.11 g/kg，土壤碱解氮含量 37~68.4 mg/kg，土壤速效磷含量 25~73.7 mg/kg，土壤速效钾含量 136~326 mg/kg。同时，在黄河沿岸，由于发源于青藏高原的黄河流经黄土高原带入大量泥沙也带有大量矿物质，在宁夏境内流速变慢后淤积形成了大量的河滩冲积区，形成了良好的土质条件，为中宁枸杞的生长提供良好的生长环境。

中宁的先民们就在这块得天独厚的土地上，开创了人工种植枸杞的先河。历经数百载的兴衰与成败，沧桑与洗礼，终于培育成了品质优良的中宁枸杞，被世人誉为宁夏"五宝"之一。

中宁枸杞是继承我国长期利用野生枸杞的传统经验，在宁安堡一带特殊环境下发展起来的贵重中药材，不仅历史悠久，而且是宁夏枸杞的正宗产地。

历史上，舟塔乡东面和西面是枸杞的主要产区，俗称"西枸杞"，是中宁枸杞的上品。

现如今，枸杞在黄河两岸、清水河流域、红柳沟畔等地区，遍地种植，遍地开花，遍地结果。枸杞是中宁亮丽的名片和极具地方特色和经济价值的特色农副产品。"六月杞园树树红，物换星移几度秋"是中宁地区的形象描述，"中国枸杞之乡"是中宁的代名词。

（二）水文

黄河是宁夏境内的主要河流。中宁县位于黄河两岸，所用水源均来自黄河。黄河流出黑山峡入卫宁灌区，至胜金关入中宁县境，东流 68 km 至青铜峡二道沟出中宁县境。据黄河水文下河沿测站测试，1955—1979 年 24 年间，黄河过境水年平均径流量为 315 亿 m^3，平均流量 993 m^3/s。黄河水量丰沛，水质优良，是中宁县农业灌溉水源。

清水河是黄河的一级支流，发源于固原市原州区南开城乡，由南向北经固原市原州区、中卫市海原县、吴忠市同心县至中卫市中宁县泉眼山西入黄河。

（三）气候

中宁县地处西北内陆，属典型的大陆性气候，海拔 1 184 m。总的特点是：春暖迟，夏热短，秋凉早，冬寒长，日照时间长，昼夜温差大，光能资源丰富，干旱少雨多风，蒸发量大，无霜期短。年平均气温 9.1 ℃，7 月份平均气温 23.4 ℃，1 月份平均气温 -7.4 ℃，年际相差 30.8 ℃，绝对最高气温 38.5 ℃，绝对最低气温 -26.7 ℃，有效积温 3 349 ℃。其初终霜日数为 175 d，初霜期为 10 月上旬，最早在 9 月 15 日发生；平均终霜期在 4 月下旬，最早在 3 月 4 日，最晚在 5 月 21 日，无霜期 165 d。

每年 3—5 月份是风季，8 级以上大风日数年平均 18.6 d，风向多西北和偏南两个方向，最大瞬间风速 38 m/s。

冬春季风沙频繁，有时出现沙尘暴。土壤在11月底以后封冻，3月上中旬解冻。年均降水量221.6 mm。

从而有利于枸杞果实营养成分的积累。

（四）营养价值

中宁枸杞含甜菜碱、玉米黄素、枸杞红素、枸杞多糖、胡萝卜素、核黄素、烟酸、维生素C等。果实中含甜菜碱约0.1%。

干燥的果实中含钙107 mg/g、铁10.1 mg/g、磷208 mg/g。

优质品果实中含水量少于13%、脂类8.72%、还原糖34.83%、总糖37.95%。含多种氨基酸：亮氨酸、异亮氨酸、苯丙氨酸、缬氨酸、酪氨酸、脯氨酸、丙氨酸、甘氨酸、赖氨酸和谷氯酸等。

（五）药用价值

中宁枸杞性平，味甘。滋补肝肾，益精明目。用于虚劳精亏、腰膝酸痛、眩晕耳鸣、内热消渴、血虚萎黄、目昏不明。

（六）地域保护范围

中宁枸杞农产品地理标志地域保护范围是中卫市中宁县宁安镇、恩和镇、鸣沙镇、新堡镇、大战场镇、石空镇、舟塔乡、余丁乡、白马乡、喊叫水乡、徐套乡11个乡镇120个行政村。保护范围为东经105°16′04″~106°04′11″，北纬36°54′09″~37°44′19″，南北长约60 km，东西宽约50 km。

（七）特色特征

中宁枸杞果实椭圆形，长6~18 mm，直径6~8 mm。表面鲜红色或暗红色，具不规则皱纹，略有光泽，顶端有花柱痕，另端有果梗痕。质柔润，果肉厚，有黏性，内含种子25~50粒。种子扁肾形，纵径2.5 mm，横径2.0 mm，土黄色。气微、味甜、微酸。中宁枸杞果实呈纺锤形或椭圆形，两端极小；顶端有凸起的花柱痕，基部有白色的果梗痕。果皮柔韧且薄，果肉柔软，内含多数浅黄色、扁肾形种子。鲜果颗粒较大、籽少、肉厚、鲜艳欲滴、玲珑剔透。干果是长果形、呈椭圆且扁长形，肉质饱满，色泽偏暗紫，有不规则皱褶，略具光泽。果脐显白色，尖端有小尖、包装不结块。口味甘甜、回味略带苦涩。

中宁枸杞色艳、粒大、皮薄、肉厚、籽少、甘甜，品质超群，是唯一被载入中国药典的枸杞品种。中华人民共和国成立以前，中宁枸杞市场上的枸杞分为六个等级：贡果、魁元、改王、顶王、枣王、大剪。贡果是头等货，是中宁枸杞中最为名贵的珍品。

二、国内异地枸杞鉴别

（一）"宁夏枸杞"与"中华枸杞"的区别

中国北方，特定的纬度区内生长的枸杞均为"宁夏枸杞"及其变种。

除此之外的中国枸杞统称"中华枸杞"，产地分布于中国东北、山西、陕西、甘肃南部以及西南、华中、华南和华东各省（区）。

宁夏枸杞适宜在盐碱地种植，喜光照，对土壤要求不严，耐肥、耐旱、怕水渍。以肥沃、排水良好的中性或微酸性轻壤土栽培为宜；盐碱土的含盐量也不能超过0.2%。所以，中国东北与南方水土并不适合。这些地域所产的中华枸杞皮肉薄、籽多，药用价值不高，很难得到推广，多为野生。

"中华枸杞"或其变种常生于山坡、荒地、丘陵地、盐碱地、路旁及村边宅旁。除普遍野生外，也有作药用、蔬菜或作绿化树种栽培的枸杞。

有一些枸杞属（*Lycium*）的其他种类也经常被当地称作枸杞，如云南枸杞（*Lycium yunnanense* Kuang）或柱筒枸杞（*Lycium cylindricum* Kuang）。这些地方性枸杞种类，未开发出必要价值，分布范围狭窄，寻常也不易多见。

（二）宁夏枸杞与异地同类枸杞区别

全国枸杞有六大产区，分别为宁夏、青海、甘肃、内蒙古、陕西、河北，但只有正宗的宁夏枸杞才有药用价值和滋补效果。由于宁夏枸杞价格高于其他产地，所以市场上许多其他产地的枸杞假冒中宁枸杞比较多。这就需要鉴别正宗宁夏枸杞与异地中国枸杞的区别。

1.看大小

正宗的宁夏枸杞，颗粒不会太大，果粒饱满，呈现暗红色，果脐处有明显白点。

2.比糖分

正宗的宁夏枸杞，因其含糖量较低，所以摸起来没有黏黏的感觉，用手攥也不会结成块，而手感沾黏，容易结块的枸杞多为青海枸杞。

3.看上浮率

正宗的宁夏枸杞泡水后，上浮率高达90%，如果发现泡水后的枸杞多数都下沉了，那一定不是宁夏枸杞。

4.看颜色

正宗的宁夏枸杞是未经过任何化学处理的天然枸杞，颜色暗红偏紫，枸杞颗粒之间有颜色深浅不一的现象，纹理褶皱自然，白脐明显。

5.尝味道

正宗的宁夏枸杞开袋有扑鼻的枸杞味道，干嚼甘甜、入喉回味丝丝微苦。

（三）宁夏枸杞与青海枸杞的区别

1.看枸杞的个头外观

正宗宁夏枸杞的体型偏瘦长，青海枸杞的体型偏短粗些。新疆枸杞的体型多为椭圆形，比青海和宁夏的枸杞都要圆些。

正宗宁夏枸杞最大的特点，就是85%左右的干品表面有白色的网纹状花纹，两头尖且一端有明显白点，其他地区的枸杞不具有这种特征，或者符合这种特征的比较少。而青海枸杞果实质较韧，大部分带有灰白色果梗，不易脱落。

2. 看枸杞的干度大小

青海枸杞干果含有较多的果糖，特别容易吸潮而发黏结块，用手抓一把握紧后，再松开手就粘连成团了。宁夏枸杞干果中的果糖比较少，不容易吸潮发黏，用手抓一把握紧后，再松开手也不会黏边成团，而是松散开来。

3. 看枸杞的甜度大小

枸杞中的糖类物质包括枸杞多糖和果糖：枸杞多糖为蛋白多糖，它是枸杞中的有效成分，没有甜味；果糖是类似于葡萄糖的物质，有甜味，但没有药用功效。因此，甜度越高的枸杞药用功效越弱。

青海枸杞含有较多的果糖，甜度明显要比宁夏枸杞高出许多。而宁夏枸杞含有较多枸杞多糖，果糖含量相对较少，甜度很小。因此，取几粒枸杞嚼一嚼，尝尝甜度就很清楚了。

4. 宁夏枸杞与他乡枸杞的差别

一般来说，他乡枸杞果大、色正、肉厚、糖含量高。其中甘肃果实质较硬，有韧性，少数较脆，大部分果实带棕色果梗，不易脱落。枸杞的特点是呈椭圆形，比较饱满，籽大味甜。新疆果实较硬，有韧性。大部分果实不带果梗，果梗易脱落。

青海、新疆、甘肃、内蒙古等地区的枸杞种苗，都源自宁夏。除了自身的植物属性相同外，主要差异在于枸杞生产的养殖环境，即土壤、水质、日照、温差的差异。

（四）中宁枸杞与异地同类枸杞的鉴别

中宁枸杞的鉴别，共有四招。

第一是"四看"

一看果形——中宁枸杞呈椭圆扁长而不圆，呈长形而不瘦；

二看果脐——中宁枸杞果脐白色明显；

三看颜色——中宁枸杞呈红色或紫红色；

四看是否结块——中宁枸杞干果含水量在12%~13%之间，包装不宜结块，若是挤压成块，失压后能自动松散。

第二是清水试沉

中宁枸杞放入清水中在短时间内不会下沉。

第三是品尝味道

中宁枸杞皮薄肉厚，口感纯正、甘甜、无苦涩味道和其他异味。

第四是辨气味

中宁枸杞若打开密封的包装就有特殊的香味。

第三节 宁夏枸杞的历史性飞跃

一、上古时代宁夏枸杞的诞生

成书于战国中后期的《山海经》，在《西山经》中记载枸杞说……崇吾之山，在黄河以南，山野上生长着一种树木，圆叶，白色花蕊，红色花朵，黑色木纹，果实像枳，人吃了有利于繁衍子孙。

据中国历史地理名家谭其骧先生考证，崇吾山在宁夏黄河以南，即中卫香山延续至灵武一带的山野。

这一段关于枸杞果实色形的描写，表明了枸杞的原产地就在崇吾之山，也就是黄河以南的宁夏山野。这是枸杞原生地的最早典籍实证。

二、宁夏枸杞的园圃栽培和成为贡果

宋元时期，枸杞开始尝试园圃栽培，以达到精耕细作，提高产量与品质的目的。北宋都城开封就有皇家园林"艮（音 gèn gěn，八卦之一，代表山）岳"，苑内有专门种植参、术、杞、菊等药用植物的药草园子。

明清时期，枸杞应用广泛，需求量大。枸杞作为一种关系到国计民生的商品进行专业生产，规模经营，开始实施大规模园圃种植。

宁夏中卫地在河西，明朝时期又属陕西布政使司，李时珍在《本草纲目中》所说的枸杞子"唯取陕西者良""以河西者为上"即指宁夏及河西走廊所产枸杞子品质最好，"味如葡萄，可作果食"，是各地枸杞子中的"绝品"。

三、民国时期的宁夏枸杞

民国宁夏枸杞栽培规模的发展，可分为两个阶段。

第一阶段：枸杞近代发展期——1912年以前。

宁夏枸杞人工栽培地点最早起始于中宁县城西的红崖子，以后盛种于聂家滩（湾），渐及宁安堡、恩和堡、鸣沙州等。以中宁县宁安堡栽培规模面积最大，中卫、宁朔二县也有一定规模。

第二阶段：枸杞现代发展初期——1912—1949年。

1918年，宁夏枸杞总产量达12万kg。1929年，全县果园面积达万亩，产量超过75万kg。

1932年，马鸿逵主政宁夏，为了扩大税源，增加政府财力，开始在宁夏推广枸杞种植规模，常年栽培面积3 000余亩。总产量"每年30~40 kg。

抗日战争以前，宁夏全省有枸杞面积540多公顷，年产34.25万kg，年输出枸杞价值50余万元。其中中宁县就占533.3 hm^2，每亩平均产量为42.5 kg，全县共产（6 800市担）34万kg，中卫市沙坡头区年产0.25万kg。因为战乱，1946年以前，中宁枸杞栽培面积仅有1 600余亩，年产仅为1万kg左右。1949年，宁夏枸杞规模2 800亩，总产量2.5万kg。

四、改革前的宁夏枸杞

1950—1960年，11年间，宁夏枸杞产量均低于20世纪30年代平均产量34 kg的水平。

1961年，枸杞种植从中宁扩展到引黄灌区的灵武农场、南梁农场、简泉农场、巴浪潮农场、渠口农场、西湖农场、前进农场等国有农场。芦花台园林场也先后大面积引种枸杞。

到1971年，宁夏全区枸杞面积发展到702.8 hm^2，年产量35.59万kg。

20世纪70年代中期，清水河中游的中卫市海原县李旺乡、固原市原州区七营乡（现为海原县辖）及贺兰山东麓的连湖、平吉堡、黄羊滩、银新等农场和贺兰山农牧场也开始种植枸杞。

五、改革时期宁夏枸杞的飞跃

1981年后，家庭联产承包责任制的实施和国营农林牧场职工承包经营的机制改革，使宁夏全区出现了枸杞发展热潮。

随着宁夏农林科学院宁杞1号、宁杞2号、宁杞4号（大麻叶优系）、宁杞5号、宁杞7号以及"宁农杞"系列品种培育的成功和推广，以及无性扦插育苗技术和组培苗木技术的推广应用，宁夏枸杞进入了历史上基地建设发展最快、技术研发集成水平最高、单位面积产量上升最快、企业发展迅速、商标注册井喷、品牌打造初具雏形的最佳时期。

枸杞产区扩展到除宁夏固原市泾源县、隆德县以外的19个县区。到1988年，宁夏全区枸杞面积达到1 523 hm^2，年产91.2万kg。

从20世纪90年代后期开始，宁夏枸杞加大发展速度，先后实施了"优质名牌枸杞基地建设""无公害枸杞行动计划""宁夏枸杞地理标志产品保护""枸杞南移工程"等战略工程，以系列优质政策措施推动了枸杞产业的发展。枸杞生产加工，开始转型升级，枸杞产业现代化雏形显现。到1993年，宁夏枸杞种植面积上升到1 653 hm^2。截至"十二五"末，宁夏枸杞种植面积达到85万亩，占全国枸杞种植面积的45%以上，枸杞干果总产量达到8.8万t，约占全国总产量的55%，年综合产值达100亿元；以枸杞干果、果汁、果酒、籽油、芽茶等产品为主的各类销售、加工企业达到200余家，枸杞主产区规模乡镇及专业村农民收入占到了60%以上，产品遍及全国一、二、三线城市，实现了国内市场全覆盖。

六、宁夏枸杞再创辉煌

2016年1月1日，《宁夏回族自治区枸杞产业发展促进条例》的颁布，标志着宁夏枸杞产业发展有法可依。随着《自治区人民政府关于创新财政支农方式加快枸杞产业发展的扶持政策暨实施办法》《再造宁夏枸杞产业发展新优势规划（2016—2020）》《宁夏枸杞质量标准体系建设方案》《宁夏枸杞品牌战略研究报告》《宁夏枸杞产业持续健康发展行动计划》等一系列组合拳的实施，大力推广优良品种宁杞1号、宁杞2号和宁杞4号（大麻叶优系），良种覆盖率达95%以上；其次是从2000年开始，率先在全区实施枸杞无公害生产，全面推行枸杞标准化生产，培育壮大宁夏枸杞品牌，奠定了宁夏枸杞产业全国枸杞行业的领导地位。

1977—2020年历版《中华人民共和国药典》将宁夏枸杞列为中药材枸杞子唯一药用基源植物。

思考练习题：

1. 中宁枸杞是如何成为朝廷贡品的？

2. 中宁枸杞获得过哪些荣誉？

3. 张佐汉对中宁枸杞的贡献是什么？

4. 中宁枸杞的特点是什么？请列举至少三个。

5. 中宁枸杞与其他产地的枸杞有何区别？请列举至少两个。

6. 青海枸杞与宁夏枸杞有何不同？请列举至少两个。

7. 宁夏在什么情况下开始进行枸杞种植的革新试验？为什么需要进行革新试验？

8. 秦国峰的"枸杞施肥的试验研究"得出什么结论？

9. 宁杞4号相较于原有"大麻叶"有哪些显著优势？

10. 青海省海西蒙古族藏族自治州都兰县诺木洪乡是什么样的地方？为什么在这里建立了一系列国有农场？

11. 新疆枸杞主要分布在哪些地方？

12. 河北省的枸杞产区主要在哪些地方？主要以哪些品种为主栽品种？

13. 宁夏枸杞是中国的一种名特优产品，你认为它的发展和壮大对宁夏经济和社会发展有哪些积极的影响？

14. 在宁夏枸杞的历史发展中，有哪些人和政策对宁夏枸杞的发展和壮大产生了重要的影响？

15. 你认为宁夏枸杞是如何成为中国的一种名特优产品的？它有哪些独特的特点和优势？

第五章　枸杞的栽培历史革新及传播

第一节　枸杞的栽培历史

一、殷周时期的枸杞种植

殷商时期，枸杞已属农田人工栽培果木。甲骨卜辞中关于殷商时期农田生产的内容颇多，卜辞中有"田""作大田"的记载，还有"黍""稷""麦""稻""杞"等农作物的名称，并将"杞"等农作物与"田"联系在一起。

甲骨卜辞已有"己卯卜行贞，王其田亡灾，在杞"的记载，这是说殷商国王在"杞""田"中占卜枸杞有无自然灾害。"杞"即枸杞。这已明确无误地证明枸杞在殷商时期已属人工种植的农田果木了。

二、周朝时期的枸杞种植

（一）《诗经》中有关枸杞人工种植的记载

西周时代，《诗经》中对于枸杞的歌咏很多。《诗经》把枸杞与贤惠的君子、忠贞的爱情、情感的家园、力量的源泉、尊贵的场面、建功立业等精神愿望和文化内涵紧密联系，任意比兴，纵情歌咏。如《诗经·北山》《诗经·将仲子》《诗经·四牡》《诗经·杕杜》《诗经·南山有台》《诗经·四月》《诗经·采芑》。可见在当时，枸杞有广泛种植，才可能成为歌咏的对象。

（二）《春秋左传》中有关枸杞人工种植的记载

春秋战国时期，枸杞实行园圃生产。《左传·南蒯歌》曰："我有圃，生之杞乎！……" 歌词大意说：枸杞子是在自己的园圃中生长出来的，不能背离养育自己的园圃，只有永远生活在自己的园圃中才是尊贵的君子。枸杞子一旦背离了养育自己的园圃，那就是可鄙、可耻的背叛者，那就不是我们的乡亲了！

三、汉唐时期的枸杞种植

汉唐时期，由于对枸杞医药、养生等药理作用的认识不断深化，枸杞药用、食用广泛，需求量不断增大，对枸杞的栽培种植已形成了一整套完整的耕作制度。

（一）《氾胜之书》中有关枸杞人工种植的记载

据《氾胜之书》记载，汉代种植林木五谷，田间作业采取"区种"的方法。"区种"法能够充分利用荒山荒地，这种分区作畦，开沟种植的方法，便于水肥集中，为后世种植枸杞"开厍""作坑""作畦"的方法开了先河。

（二）《证类本草》中有关枸杞人工种植的记载

《证类本草》载："世传蓬莱县南丘村多枸杞。高者一二丈，其根蟠结甚固。故其乡人多寿者，亦饮食其水土之品使然耳"。因此，汉代《西京杂记》中记载的"仙人所食"的"蓬莱杏"及"千年长生树""万年长生树""扶老木"，应是"却老""却老枝""仙人杖""西王母杖"类枸杞属植物的别名。

（三）《千金翼方》（孙思邈）中有关枸杞人工种植的记载

《千金翼方·卷第十四·种造药 第六》中专门总结了前人种植枸杞的方法。即开沟法（开厍栽苗）、挖坑法（作坑栽苗）、播种法（畦中撒种）、束草安种法（缚草布种）。

（四）《四时纂要》（韩鄂）中有关枸杞人工种植的记载

《四时纂要》记载了枸杞的栽培、收剪、选种诸方法。韩鄂说，种枸杞，作畦，种法，具十月收枸杞子门中。"收枸杞子，秋冬间收得子，先于水盆中挼，令散，曝干。候春，先熟地作畦。畦中去却五寸土，匀（勾）作五垄。垄中缚草稕，如臂长短，（置）畦（中），即以泥涂草稕上，裹令遍能（满），即以枸杞子布于泥上，令稀稠得所。即以细土盖一重，令遍。又以烂牛粪一重，又以一重土，令畦平。待苗出时，以水浇之，堪吃便剪，如韭法。每种，用二月初。一年只可五度剪。欲种，取甘者种之。若种，根叶厚大无刺者。有刺叶小者，名枸棘，不堪。"

四、宋元时期的枸杞种植

宋元时期，枸杞种植业已相当发达，枸杞种植方式多种多样。其中，枸杞实行园圃栽培，可以达到精耕细作，提高产量与品质。

（一）《梦溪笔谈》（沈括）中有关枸杞人工种植的记载

沈括（1031—1095）在《梦溪笔谈》中说："枸杞，陕西极边生者，甘美异于他处者"。宋代宁夏地属陕西路，位于陕西行省的西北边陲，沈括指的"陕西极边"就是指今宁夏，沈括说宁夏生产的枸杞子味道"甘美异于他处"。

（二）《博闻录》中有关枸杞人工种植的记载

《博闻录》载：（种枸杞法）秋冬前收子，净洗，日干。春耕熟地，做町，阔五寸。纽草稕如臂大，置畦中，以泥涂草稕上，然后种子，以细土及牛粪盖令遍。苗出，频水浇之。

（三）《务本新书》中有关枸杞人工种植的记载

元·王祯《农桑辑要》引用已佚农书《务本新书》所载：枸杞宜故区畦种。叶作菜食。子根入药。新添：秋收好子，至春畦种，如种菜法。又，三月中苗出时，移栽，如常法。伏内压条，特为滋茂。一法：截条长四五指许，掩于泥土地中，亦生。

（四）《农桑衣食撮要》（元代鲁明善）中有关枸杞人工种植的记载

《农桑衣食撮要》对枸杞种法有明确记载：种枸杞，锄肥熟地，做平畦。纽草稕如臂大，铺填于畦中，以泥涂稕上，然后种子。用细土及牛粪覆，令匀。苗出，频浇之。春间嫩芽叶可作菜食。

（五）《农书》（元代王祯）中有关枸杞人工种植的记载

《农书·卷十》载：（种枸杞法）秋冬间收子，净洗，日干。春耕熟地作畦，阔五寸，纽草稕如臂大，置畦中。以泥涂草稕上，然后种子。以细土及牛粪盖，令遍。苗出，频水浇之。又可插种。叶作菜食。子根入药，轻身益气。谚云：去家千里，勿食萝摩、枸杞。言其补精气也。

五、明清时期的枸杞种植

明清时期，枸杞应用广泛，需求量大。枸杞作为一种关系到国计民生的商品进行专业生产，规模经营，实行园圃种植。

（一）《本草纲目》（李时珍）中有关枸杞人工种植记载

《本草纲目》引《种树书》说：枸杞，收子及掘根，种于肥壤中，待苗生，剪为蔬，食甚佳。

（二）《农政全书》（明代）中有关枸杞人工种植记载

徐光启《农政全书》对枸杞种植进行了历史性的总结，曰："枸杞处处有之。春生苗叶软薄，堪食。其茎干，高三五尺，丛生。六七月，开花，红紫色，随结实；微长，生青熟红，味甘美。根皮，名地骨皮。古以常山为上，近以甘州者为绝品。今陕之兰州灵州以西，并是大树。子圆如樱桃，干时可作果食。"又引《种树书》曰：收子及掘根，种于肥壤中。待苗生，剪为蔬食，甚佳。

（三）王闻远（清代）《西蜀唐圃亭（即唐甄）先生行略》（以下简称《行略》）中有关枸杞人工种植记载

《行略》载：唐甄"僦居吴市，仅三数椽，萧然四壁，炊烟尝绝，日采废圃中枸杞叶为饭"。"废圃"即枸杞园圃。

六、民国时期的枸杞种植

（一）张佐汉与"大麻叶"

中宁舟塔乡上桥村的张佐汉从小跟随长辈种植枸杞，14岁起就负责管育家里的枸杞园，得知乡邻贺双喜培育出奇特的枸杞苗后，多次前往贺双喜枸杞园，愿出重金购买。张佐汉以全部积蓄买得370株奇特的枸杞苗。将其全部栽活，开始一一培育繁殖。经过10年时间的摸索，1940年，张佐汉在自己的枸杞园里育成了3亩奇特枸杞。根据这种枸杞的叶片像大麻，张佐汉给其起名为"大麻叶"。从此，这种奇特的枸杞有了自己的正式名字"大麻叶"！

（二）张佐汉与"三层楼"

张佐汉摸索出大麻叶枸杞的修剪方法——"圆顶半圆形树形"修剪法，形成了"三层楼"树形，即将整个树顶修剪成圆形、将整个树身修剪成半圆形，树从上到下又修剪成三层楼房一般的三个平台，远看如同一把打开的雨伞，近看树身修剪成的三层平台上挂满枸杞果实，既利于通风采光，还利于枸杞树多挂果实。

七、中华人民共和国开创时期的枸杞种植

（一）闫福寿与中国第一部枸杞专著《宁夏的枸杞》

1958年，中宁县大力推广张佐汉"大麻叶"枸杞种植方法经验后，推动了枸杞在中宁县的大力发展。中宁县农业局干部闫福寿当年还是位青年，他多次到张佐汉"大麻叶"枸杞园地观察，与张佐汉反复交谈，了解"大麻叶"从发现到培育的全过程，又到各公社大队生产队（现在的乡村）枸杞种植

田间地头和具体枸杞种植点,与枸杞种植户座谈了解"大麻叶"枸杞种植情况和经验,实地观察了"大麻叶"枸杞的栽培、修剪、生长情况。他将自己了解到的枸杞种植修剪经验的"三层楼"方法,以散文形式写了篇文章,详细叙述了张佐汉当年发明的枸杞修剪分为三层,每层就像一层楼房一样展开的具体方式方法,投给当年宁夏文联创办的文学刊物《宁夏文艺》。《宁夏文艺》以《三层楼》为题公开发表后,宁夏人民出版社编辑看后认为:继续挖掘展开,就是一部很有价值的枸杞种植修剪科普读物。鼓励闫福寿一鼓作气,将枸杞种植经验整理成书稿,最后以《宁夏的枸杞》公开出版。这是中国第一部有关枸杞种植的专著。

(二) 秦国峰与宁夏枸杞栽培技术

枸杞传统栽培技术创始人秦国峰,南京大学毕业后分到宁夏农科所工作。1960 年,开始深入基层,记录整理"张佐汉枸杞种植经验",研究中宁枸杞传统栽培精华,而自成体系。先后开展"早灌头水,早春挖园试验""生产季节泼茨效果试验""肥料对比试验""不同种植品种产量,出等率试验""宁夏的枸杞栽培类型与品种分类初步试验",获得丰硕成果。1962 年,他将中宁枸杞引种到芦花台园林场淡灰钙贫瘠土壤,又与宁夏农科所植保科研人员开展枸杞病虫害防治方面的研究,陆续发表了《枸杞瘿螨研究初报》《枸杞蚜虫的研究初报》《枸杞木虱的研究》《枸杞实蝇的研究》等文章,在防治枸杞病虫害方面取得重大突破,并与中国科学院遗传所路安民研究员,对宁夏境内的枸杞品种进行分类,确立出了大、小麻叶和白条枸杞等优良品种。1965 年形成《中宁枸杞丰产经验总结》,并用于指导宁夏的枸杞实践。

秦国峰研究的宁夏枸杞栽培技术成果是其二十余年钻研枸杞栽培的心血结晶。

(三) 钟鉎元与枸杞枝条扦插育苗试验

钟鉎元西北农学院毕业，1963年调宁夏农科所。进行枸杞栽培经验研究，先后选育出宁杞1号2号和3号。在西夏园林场创立了小面积幼龄枸杞早产、高产的典型。1965年到中宁县新堡乡试种枸杞丰产栽培试验田，推广先进技术，使茨园亩产由90余千克上升到150 kg。1973年在刘营村三队发现了枸杞结果性特异单株。1978年找到了另1株优异单株，扦插育苗获得成功，于1992年培育出宁杞1号和2号。其中宁杞1号已成为宁夏和西北枸杞的主栽品种。

1978—1984年，钟鉎元开展枸杞栽植密度试验，找到了合理的栽培数据。根据枸杞落花落果的实际情况，在枸杞落花落果期间喷施0.5%氮磷钾肥溶液。花果期，叶面喷施氮磷钾肥溶液，在灌水多，肥料投入少的条件下提高了保花保果效果。

1989年，选择西夏园林场，推广宁杞1号，以适宜的种植密度、水肥管理、合理修剪等，实现了小面积（50亩）由最初亩产15 kg，124 kg，到亩产150.9 kg。

第二节 宁夏枸杞的栽培革新

一、宁夏枸杞现代综合栽培技术产生的原因

20世纪80年代,由于包产到户,技术措施和配套措施不力、枸杞树龄老化、病虫害肆虐,异地枸杞市场竞争的挤压,中宁枸杞面临市场衰退、杞农因效益低下弃种等严峻问题。为了改变这一不利局面,保住祖先传给后人的这份珍贵遗产,就不能不下大气力,彻底改变新栽枸杞结果迟、成龄枸杞质量差和缺乏竞争力的现实,研究枸杞增产、增值、高产、高能的新途径,及配套新栽培技术,让枸杞种植户收入远远高于包产到户的农民,并以此保护和激励农民栽培种植枸杞的积极性,发挥其创造性。中宁枸杞的栽培管理和育种,由此在政府和各界人士的努力下,走上了飞速发展的时代之路,促进了枸杞现代栽培技术的萌生和发展。

二、枸杞现代综合栽培技术试验研究拉开帷幕

中宁县枸杞生产管理站,于1986年年底起草了《振兴中宁枸杞的方案》。要在现有枸杞园中选择和标记了大麻叶良种,作为扦插育苗的繁殖材料,以扦插育苗培育良种枸杞苗木。同时,引进新的优良品种,替代现有杂劣枸杞,优生优育,增加含金量,重新唤起杞农种植枸杞的信心。提升创新传统枸杞栽培技术,着眼于发展提高。中宁县枸杞生产管理站报请政府批复育苗和试验基地,给予资金支持。开始了长达10年的枸杞现代综合栽培技术试验研究。

(一) 枸杞的扦插育苗试验

从1986年开始,科技人员开始在中宁县东华乡东华六队一家枸杞种植者的枸杞地里,进行扦插育苗试验。结果表明,扦插苗木栽后1~3年,亩产由12.5 kg上升为62.1 kg、118.6 kg;与母树结果性状无变化单株占100%。这证明了枸杞扦插育苗的优势。

从1988年春天起,中宁在全县开始了正式的枸杞硬枝扦插育苗工作。

试验证实,枸杞无性硬枝扦插苗优于种子苗和根蘖苗,结果早、果实大、卖价高,栽植后,翌年就能收回成本,第三年就能获得比种植粮食作物5倍以上的纯利。

(二) 幼龄枸杞早产丰产试验

枸杞苗木良种良法繁殖技术获得成功后,1992年,中宁枸杞生产管理站在长山头乡石喇叭村开展"幼龄枸杞早丰产、不同种植密度、对不同枝条修剪、地膜覆盖、不同水肥管理"等试验。

枸杞专家胡忠庆在幼龄枸杞整形修剪技术上,突破传统经验,在枸杞生长季节对强壮枝进行短截修剪,培养了幼树的骨干枝,从而快速扩大了树冠。短截的强壮枝,15 d左右新生多枝条,其主枝延长枝,能生长出2~3条结果枝,全部结果,提高了幼龄枸杞当年产量。

以加设主干支撑棍的方法,解决了树冠留枝量过大、主干弱的矛盾,快速提高了枸杞产量,枸杞产量逐年递增,到了第四年,枸杞亩产达到284.6 kg。栽后1~4年优等品枸杞出等率,平均超过60%。

(三) 选育枸杞新品种

20世纪80年代开始,中宁枸杞园中虽然传统枸杞品种"大麻叶"比例低,但有些枸杞园内个别优势单株结果性状特别突出,与周围的其他枸杞树相比,果实既多又大。

根据这一现象,枸杞优良品种培育者在已选出的"大麻叶"良种中进一步初选出"大麻叶"优势单株。

对初选出的多株"大麻叶"优势单株,按照叶片厚薄、每眼芽叶片数、结果枝生长状况、枝条节间长短、着果距、每芽眼花蕾数、花的大小、果实形状、果实整齐度、抗逆性、抗病虫能力等性状再一次进行复选,选出结果性状更加显著的优势单株。

枸杞优良品种培育者经过对比试验,选出的新品系在早产、丰产、稳产、适应性、抗逆性、优质等方面,比原有"大麻叶"有显著的优势,暂定名为"大麻叶优系"。

2005年,宁夏林木品种审定委员会将"大麻叶优系"定名为宁杞4号。

由于宁杞4号具有好修剪、易管理、结果早的优点,中宁县很快出现了枸杞种植高潮,大批农户争先恐后大量种植枸杞,收获了可观的经济效益,促进了枸杞产业的发展,带动了当地经济的增收。宁杞4号在中宁生产栽植的比例,一直保持在60%~70%。

三、探索成龄枸杞高产优质途径

幼龄枸杞早产高产技术研究,为成龄枸杞优质高产技术研究蹚开了路子,中宁县开始将研究力量,分成若干技术团队,对成龄枸杞的灌水技术、施肥技术、修剪技术进行了系统研究。

(一)枸杞灌水技术试验

1994—1995年。多点多项灌水试验得出结论,在砂壤地和轻壤地,成龄枸杞保证优质高产的灌水次数为整个生育期灌水7~8次。其中采果前灌水1~2次、采果期灌水3次、采果后灌水3次,产量最高;老眼枝花果期和七寸枝花果期,落花落果仅占总花果量的1.4%。在灰壤土地,枸杞整个生育期灌水6~7次。

(二)枸杞合理施肥试验

作为一种比较特殊的木本植物,一年的生长过程,枸杞果枝两次生长,开花、结果。老眼果、春七寸则连续不断。夏果之后秋七寸枝紧随其后，从长枝开花到果实成熟只有2~3个月。到底在什么时间给枸杞树施肥，枸杞产量最高，质量最优？调查发现，优质高产枸杞园的施肥氮磷钾总量要比通常试验园高40%以上。试验结论，全年施肥4次最好，基施1次，追肥3次。施肥应遵循枸杞生长规律，基肥满足老眼枝的开花结果和春七寸枝的生长结果，占全年总施肥量的40%。追肥全年需3次，第一次在老眼果成熟初期，既枸杞生长季节的6月上中旬，事关老眼枝成熟果实的大小，春七寸枝青果的多少和成熟果实的大小，施肥占总施肥量的30%。第二次追肥在老眼枝采果后20~25 d，即枸杞生长季节的7月下旬到8月上旬。追肥以满足春七寸枝枝条梢部果实成熟所需营养，为秋七寸枝发枝提供能量。注意不能单一使用氮肥，要氮、磷、钾混合使用；果实成熟期也可补施微量元素肥料，施肥占总施肥量的20%左右。第三次追肥在9月中旬，满足秋七寸枝果实的成熟需要，以氮肥为主，占总施肥量的10%左右。枸杞全年施肥，氮、磷和钾的比例以1：0.7：0.2最好。应以计划产量确定施肥总量，每生产100 kg优质干枸杞，需要施纯氮25~35 kg、五氧化二磷20~25 kg、氧化钾7~10 kg。按照目标产量施肥的创新研究成果，实现了枸杞施肥技术由定性管理向定量管理的转变，为枸杞各个生长阶段提供了充足的养分，奠定了优质高产的基础。

（三）修剪技术试验

枸杞传统修剪技术是汰旧留新，每年在白露前后整形修剪，新发出的结果枝一般只能长30 cm左右。结果枝形成时间短，开花，结青果，果实不能成熟。翌年才能转变为老眼枝，结果性能好。但如此一来，枸杞只采收老眼枝果实和春七寸枝果实，只有夏果产量没有秋果产量。这样的枸杞整形修剪技术带来的结果是枸杞采果期短，全年只能采夏果，采果期仅仅有6月中旬到8月上旬50 d左右。

1993年，胡忠庆到田滩下乡，发现一户杞农，其枸杞树，不论是新长出的秋七寸果枝，还是强壮枝都开花繁多。遂协商在白露前后暂停修剪，初冬再进行整形修剪（休眠期修剪）。当年亩产秋果83 kg，并且果实均匀，颜色红，销售价与夏果相近。翌年夏果没有减产，反而少量增产。经过几年观察和对比试验，改变传统修剪时间，由白露前后，改为秋果结束后到枸杞树落叶时。这项创新成果在中宁仅两年就遍地开花。将一年采果时间拉长到80~90 d。枸杞结果时间长、采果时间长，产量自然提高。中宁枸杞采果期拉长到10月下旬，秋果产量占到全年产量的15%，全年增产25%。

枸杞高产的关键之一是成龄枸杞，老眼枝、其短截枝和长放枝比例，以及老眼枝、春七枝和秋七寸的比例关系。1994—1996年，专项研究结果是，成龄枸杞冬季修剪后，每株老眼枝控制在120~150条、春七寸枝控制在180~220条、秋七寸枝150~180条，可实现老眼枝产量占全年产量的22%~25%、春七寸枝产量占全年产量的55%~60%、秋七寸枝产量占全年产量的15%~23%。枸杞产量最高，质量最好。这是枸杞栽培史上一次里程碑创新。枸杞品种更新之后，又一项根本性高产优质措施。

第三节　宁夏枸杞的传播及各枸杞基地建设

一、"西枸杞"（宁夏枸杞）与"津枸杞"（天津枸杞）

宁夏枸杞作为物种，于1753年被正式命名收入世界植物志。明朝末期的清水河改道工程把清水河沿轿子山南麓向西引到泉眼山汇入黄河，清水河的泥沙又在舟塔地区淤积，舟塔一带的枸杞质地变好。民国二十二年（1933年）秋，清水河在泉眼山芦草沟决口，舟塔乡大部分耕地被淹，凡是洪水淹过的茨园，翌年果实品质变好，产量增多。由于舟塔在宁安堡以西，人们称舟塔一带的枸杞为"西枸杞"。它其实就是宁安枸杞，或曰中宁枸杞。

1900年，宁夏枸杞种苗传入天津。天津郊县人对这一获利不菲的中药材感兴趣，先以中宁枸杞籽试种，效果不是很佳。改以商家带来的种苗扦插成活成圃，天津就有了枸杞种植。由于天津地区处于温带大陆季风区域，温度、相对湿度高于接近温带大陆气候的宁夏川区，所以成活变异的枸杞见果早，当年扦插当年就有产量。由于根蘖萌发力和串生能力强，是溪沟护坡、固岸的好树种，可用于美化庭院。枸杞4月份长出绿叶，5月份开出紫花，6月份始结红果，从开花到结红果，仅需40 d，而且开花、结果的过程一直延续到深秋。每天或隔一天采收一次果实。绿叶、紫花、红果长年不败，美不胜收；枸杞树荫，夏季可边乘凉、边食果、边观景。

在天津，平地、沙地、坡地、河滩地、洼地等，均可种植枸杞，且成活率高，管理简单，产量大，收入高，有效益。很快传播开来。

这种枸杞源于中宁而有别于中宁，因此被称作"津枸杞"。

二、20世纪60年代，大集体时的枸杞传播

1962年，宁夏枸杞技术人员秦国峰等人将中宁枸杞移植至宁夏灵武农场、南梁农场、简泉农场、巴浪潮农场、渠口农场、西湖农场、前进农场等农场，银川地区开始大面积栽培枸杞。到1971年，全区枸杞面积由1950年的213.3 hm²发展到702.8 hm²，年产量由1950年的13.39万kg发展到35.59万kg。以后渐次向其他农垦单位扩散，形成了围绕银川地区宁夏枸杞新布局。

到20世纪60年代，为发展中药药源，甘肃、青海、山西、陕西、新疆、内蒙古、河北等省（区）也纷纷派技术人员来宁夏引种枸杞。虽然限于天时地利，不大成功，但从此枸杞不再归宁夏独有，而逐渐形成了几大产区和若干分布。

到20世纪80年代末，枸杞种植加工出现了新局面，国内外市场进一步打开。新兴的宁夏深加工业大量需要枸杞果品以满足深加工和国内外市场的需要，中宁枸杞才广泛南移至同心、西海固的清水河流域，成了那里的品牌产业。

三、21世纪，枸杞向西北传播

植物地理学证据表明，枸杞种属的迁徙轨迹，是美洲—非洲—东亚；而中国的枸杞传播，近现代是中宁东向内蒙古、河北、天津，西进河西走廊、青海、新疆。

据不完全统计，自1998—2017年的20年间，从中宁县提供到新疆、青海、甘肃、内蒙古、河北等省（区）的宁杞4号苗木达3亿株以上、宁夏农林科学院良种繁育基地和原州区良种繁育基地，则提供良种苗木2亿株以上。西北枸杞主产区近20年来发展枸杞所有的苗木，85%以上的枸杞良种苗木由宁夏提供。

2009年，中央电视台第七套农业节目，电影部邀请中宁枸杞技术专家胡忠庆担任技术指导，拍摄科教片《枸杞高产高效种植技术》，送联合国粮农组织，参加2010年国际农业电影节，获国际农业电影节B类（现代使用技术）唯一的一个"一等奖"；送2011年中国电影节，获"金鸡奖"提名。中宁枸杞技术团队创新的枸杞现代综合栽培技术，是宁夏第一个传播到国外的一项现代农业栽培技术。而中宁枸杞种植户带着这样的技术和良种苗木，到西北可以种植枸杞的地方，就把枸杞现代综合栽培技术推广到了甘肃、新疆、青海、内蒙古、河北等省（区）。

宁夏枸杞的当代传播，主要采取三条途径：一是宁夏以扦插技术，为全国各地培育宁杞1号、宁杞4号等枸杞良种苗木，助力西北枸杞主产区发展枸杞产业，几乎包揽了全部枸杞良种苗木；二是以胡忠庆撰写的《枸杞优质高产高效综合栽培技术》为蓝本，并担任技术指导，拍摄枸杞科教片由中央电视台农业节目向全国、向世界传播；三是中宁枸杞种植户带着技术、苗木到宁夏以外可以种枸杞的省区，推广枸杞现代综合种植栽培技术：最早是甘肃省靖远县和景泰县，之后是河西走廊，青海省的诺木洪农场。

（一）甘肃传播及基地建设

1. 由近及远

近临宁夏中卫的甘肃景泰、靖远地区，以"近水楼台先得月"的优势，获得种植的便利而自发引进宁夏种苗。到2004年，景泰县草窝滩镇枸杞种植面积已达333.33 hm^2，后来景泰县全境枸杞种植加工规模也在逐年扩大，已建立了景泰枸杞种植园区。

靖远县1999年，开始自发从中宁引进，在北部乡村试种推广。2006年年底，靖远县枸杞种植面积达到7 800亩。主要品种是大果枸杞新品种宁杞3号。截至2018年，该县枸杞种植面积达19.5万亩，年产干果3.23万t，产值14.8亿元。

2. 河西地区

该地区枸杞的种植是宁夏创业者的开发和河西人的模仿跟风所致。从新世纪开始，宁夏一些枸杞经营企业把眼光瞄向了日照充足、昼夜温差大而又远离工业园区、无污染的青海柴达木盆地和甘肃河西走廊地区。

甘肃的靖远、景泰地区位于黄河流域，与宁夏中卫市紧邻，从语言习惯、乡土风俗、种植习惯上和宁夏有天然亲缘关系。故而，中宁的枸杞种植会以自然渗透的方式，渐进式地浸润两地。

甘肃靖远县五合乡地理位置优越，交通通信便捷，是靖远县 10 万亩枸杞种植基地核心区，也是甘肃省无公害枸杞丰产技术示范基地。

河西走廊枸杞的种植中心是瓜州。瓜州县位于甘肃河西走廊西端，祁连山北麓，所谓瓜州枸杞，以酒泉为范围画个大圆，就包含了瓜州县布隆吉乡、锁阳城镇、沙河乡、梁湖乡、七墩乡、双塔乡、广至乡、西湖乡、河东乡、腰站子乡、三道沟镇等 14 个乡镇。这里已栽植枸杞 4 730 hm^2，干果总产量达到 4 118 t，产值 1.56 亿元。

2015 年，宁夏枸杞经营者在甘肃张掖以联合经营的方式，开建了万亩有机枸杞示范园，在扩大当地枸杞种植面积的同时，带去了宁夏枸杞优良品种，传递了宁夏枸杞种植经营的先进生产技术，促进了当地经济发展。因此，就甘肃而言，枸杞种植遍及白银、酒泉、武威、金昌、张掖 5 个市，枸杞种植面积已达 50 多万亩，总产量 5 万 t 左右。

（二）青海传播及基地建设

青海枸杞生长在青藏高原 2 000 m 以上的河岸、灌生及山坡荒地，属纯野生的一种茄科植物。青海因高原独特的环境，在柴达木盆地生长的枸杞更多的时候被称为"柴杞"。

柴达木盆地光照时间长达 10 h，昼夜温差达 12℃，还拥有丰富而独特的水土资源，而且病虫害少。由于柴达木盆地海拔高，气候干旱，空气相对湿度低，人口密度小，生态环境洁净，水源、土壤无污染、无农药和重金属残留等因素，使这里生产的枸杞品质达到国际同行业最高标准。与宁夏枸杞相比，"柴杞"颗粒更大、肉质更加肥厚饱满、色泽艳丽、味道甘甜，而且营养物质和具有调节人体生理功能的生物活性成分含量也很高。在20世纪80年代，青海诺木洪枸杞曾获得国家"优质产品"称号，但青海枸杞一直没有形成自己的品牌。

始建于20世纪50年代的青海柴达木诺木洪农场，21世纪引种宁夏枸杞以来，当地人认识到枸杞产业适应于本地区并有利于农工增收和改善环境。于是，大规模引种栽培，先期由中宁人承包种植，给当地人带来了丰厚的经济效益。青海当地人认识到枸杞作为一种生态经济型树种，以其特有的生物学特性，具有很好的生态、经济和社会效益，发展迅速。当地政府利用青海湖畔的平地和水文条件，相继在海西蒙古族藏族自治区的德令哈、诺木洪等地建立起了一系列国有农场，逐步建成了占地几十万亩的诺木洪枸杞产业园区、都兰县精品黑枸杞种植加工基地，也造就了花青素含量极高的诺木洪黑枸杞。

青海省依托"三北"工程、退耕还林等重点工程，按照"东部沙棘，西部枸杞"的林业产业发展思路，着力强化沙棘、枸杞基地建设，逐渐做大相关产业，位于世界四大超净区之一的青藏高原的诺木洪农场，到2013年，枸杞种植面积达10万亩。

枸杞适应性强，耐盐碱、耐干旱、耐瘠薄，是盐碱地改良和风沙口治理的重要生态树种，也是"药食兼用"的经济林树种之一。这一特点对于昼夜温差大，日照充足，荒漠化的青海柴达木盆地，极为有利，也是中宁枸杞业界，将枸杞种植向青海柴达木进军的原因——作为先锋的枸杞拓荒者，先锋领军人物，几乎都是中宁人。

（三）新疆传播及基地建设

新疆枸杞是从1964年开始，由宁夏引种而来，后期通过逐年扩大种植面积，不断提高枸杞品质，逐渐形成了新疆枸杞产业。

新疆大部分地区处在北纬37°这个黄金维度地带内。由于日照充足且时间长，尤其适合农产品的生长，所以新疆自古以来被誉为"瓜果之乡"。枸杞在此落地生根，自然会锦上添花，异军突起。

新疆枸杞主要栽培于北疆，可耐轻中度盐渍土地。其枸杞个头比较大，籽少肉厚，味道比较甜，采用自然晒干，很少烘干。到21世纪初叶，由于市场效益，新疆枸杞种植面积逐年扩大，仅精河地区，枸杞种植面积已达17万亩。便从宁夏枸杞产业升级上得到启发，开始重视枸杞的深加工。精河枸杞，已享誉世界。

（四）内蒙古传播及基地建设

内蒙古20世纪60年代，第一次从宁夏引种枸杞到黄河后套地区。随后逐渐拓展到托克托县、鄂尔多斯市、乌拉特前旗、达拉特旗等地区。

核心地区仍然是靠近宁夏的内蒙古自治区巴彦淖尔市乌拉特前旗。这里地处河套平原，光照充足，昼夜温差大。由乌拉山冲积扇与黄河河套平原淤积形成的洪积土、灌淤土，矿物质含量极为丰富、腐殖质多、熟化度高、水质独特、黄河水灌溉配套设施便利。正是具备了这一独特的气候和地理环境，才为这里的枸杞生长提供了优越的自然环境。

内蒙古枸杞产区，到2023年，主要集中在河套地区五原、临河、杭锦后旗、乌拉特后旗、鄂托克前旗5个旗县（区）18个苏木乡镇40个嘎喳（村），总面积20万亩。

（五）河北传播及基地建设

1961年，当时河北的静海区（现划归天津市）和青县，所产枸杞史称"津枸杞"，后逐步转移到巨鹿、衡水、石家庄一带。其中巨鹿被称为"河北枸杞之乡"。目前，河北枸杞的种植主要以北方枸杞和宁杞1号为主栽品种。种植面积6.5万亩。

思考练习题：

1. 枸杞在哪个时期开始被人工种植？

2. 枸杞有哪些历史文化内涵？

3. 明清时期，枸杞作为一种关系到国计民生的商品进行专业生产，实行园圃种植。请问，春季枸杞的嫩芽叶有何用途？

4. 中宁枸杞面临哪些问题，导致需要进行现代综合栽培技术的试验研究？

5. 中宁县枸杞生产管理站如何进行枸杞优良品种的繁殖？

6. 中宁县如何进行枸杞的灌水和施肥，以达到优质高产的目标？

7. 宁夏枸杞是如何传播到天津的？

8. 新疆枸杞主要栽培在哪些地区？

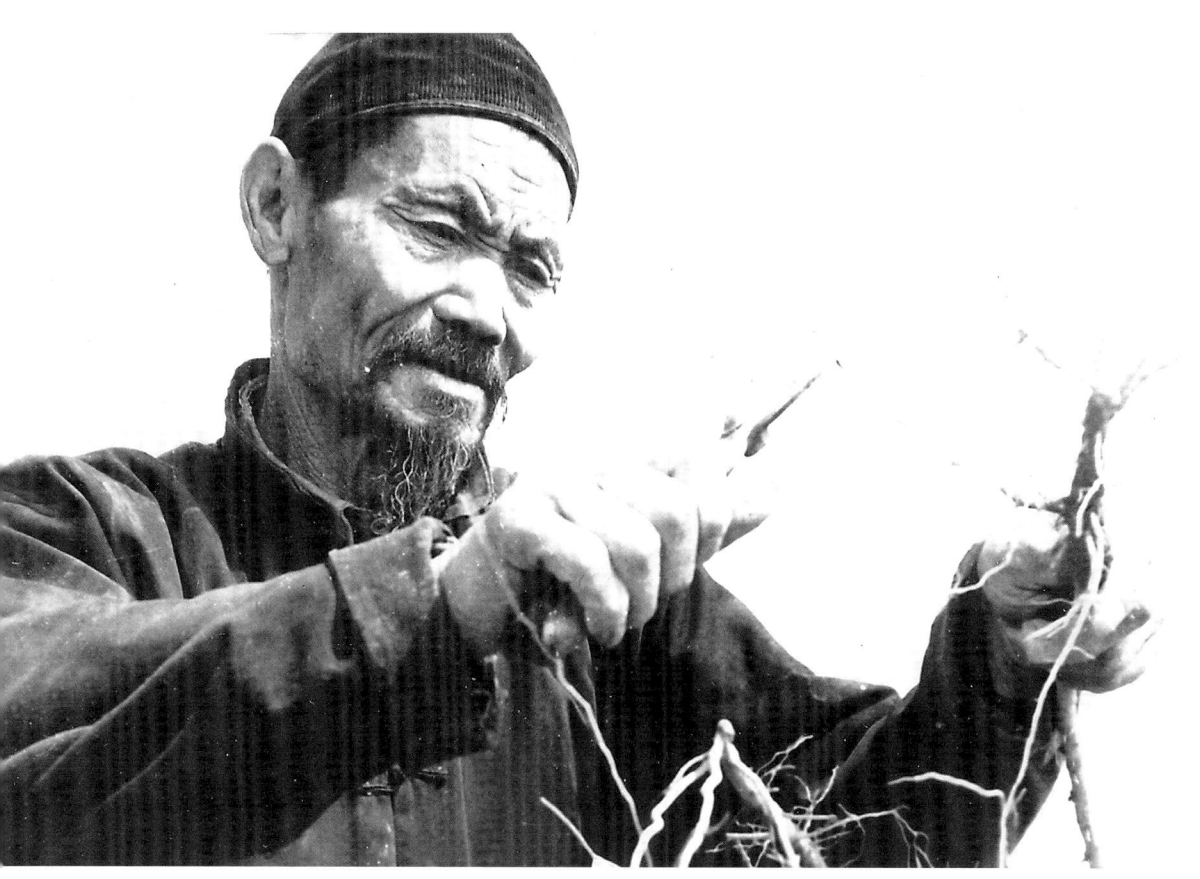

传统枸杞栽培传承人——张佐汉

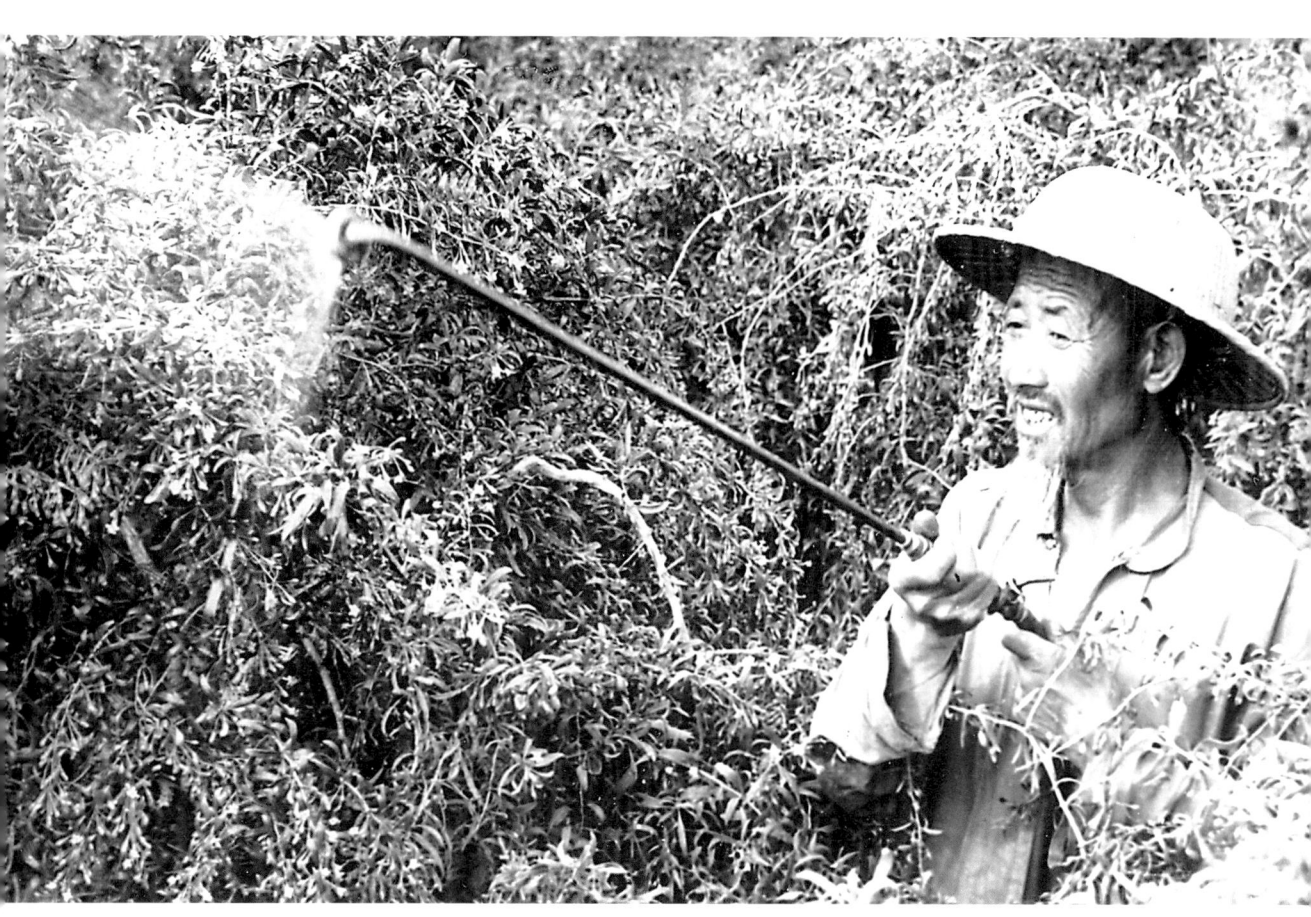

枸杞园里除害虫

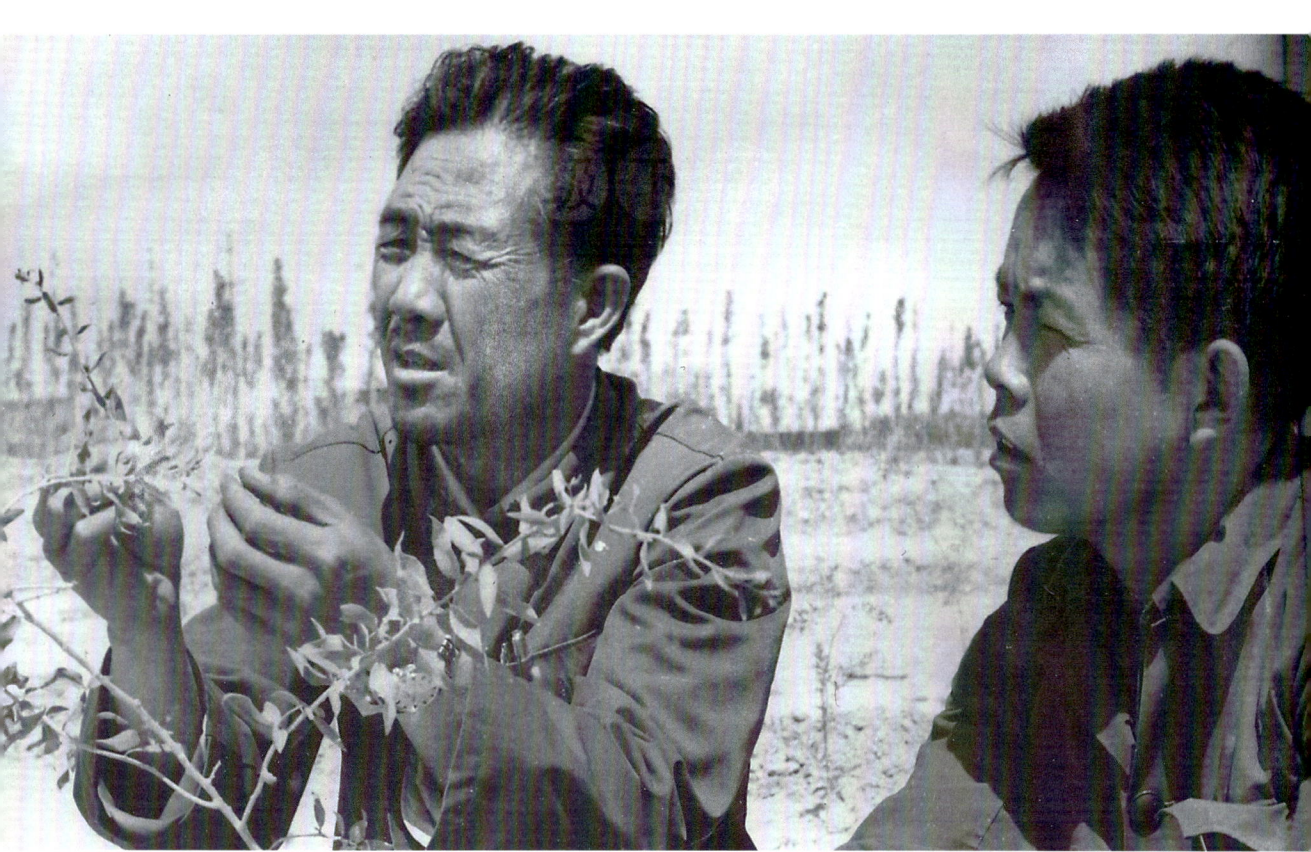

枸杞栽培病虫害研究

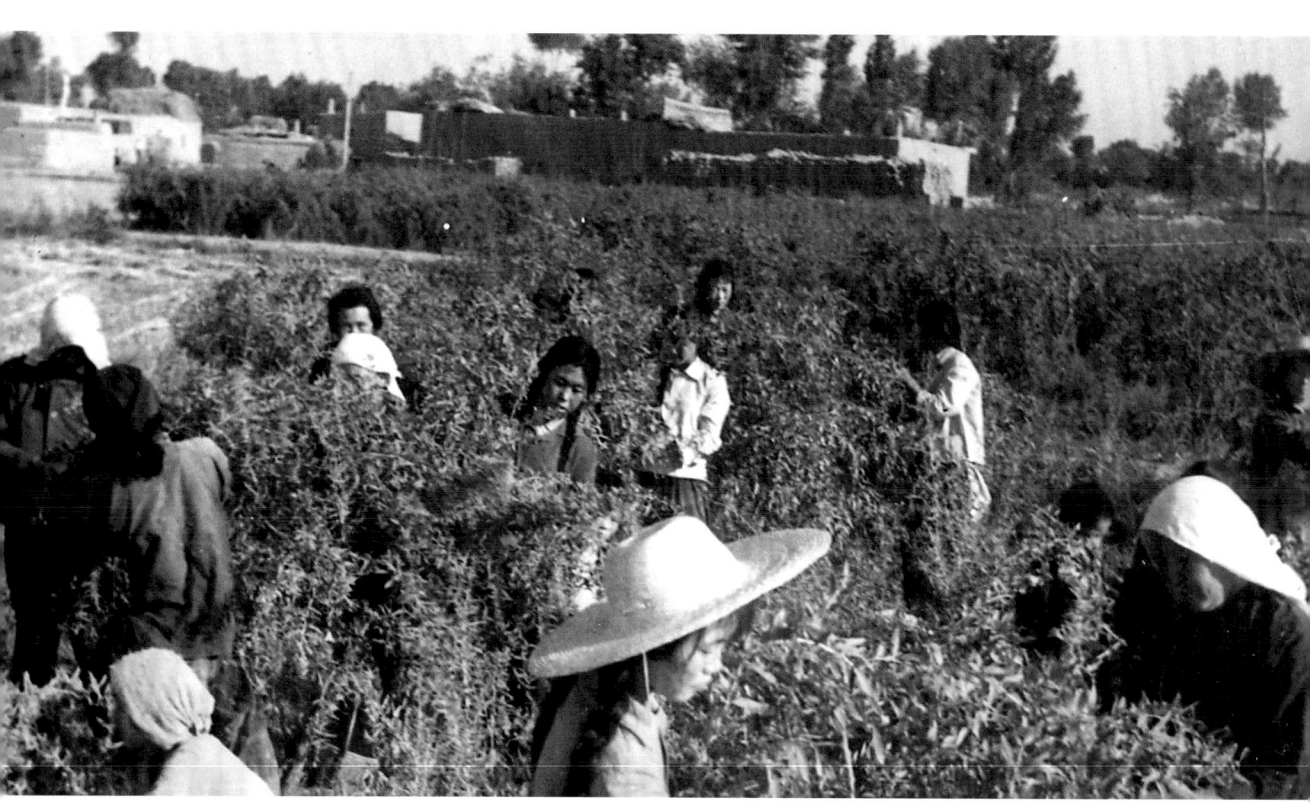

六月枸杞园

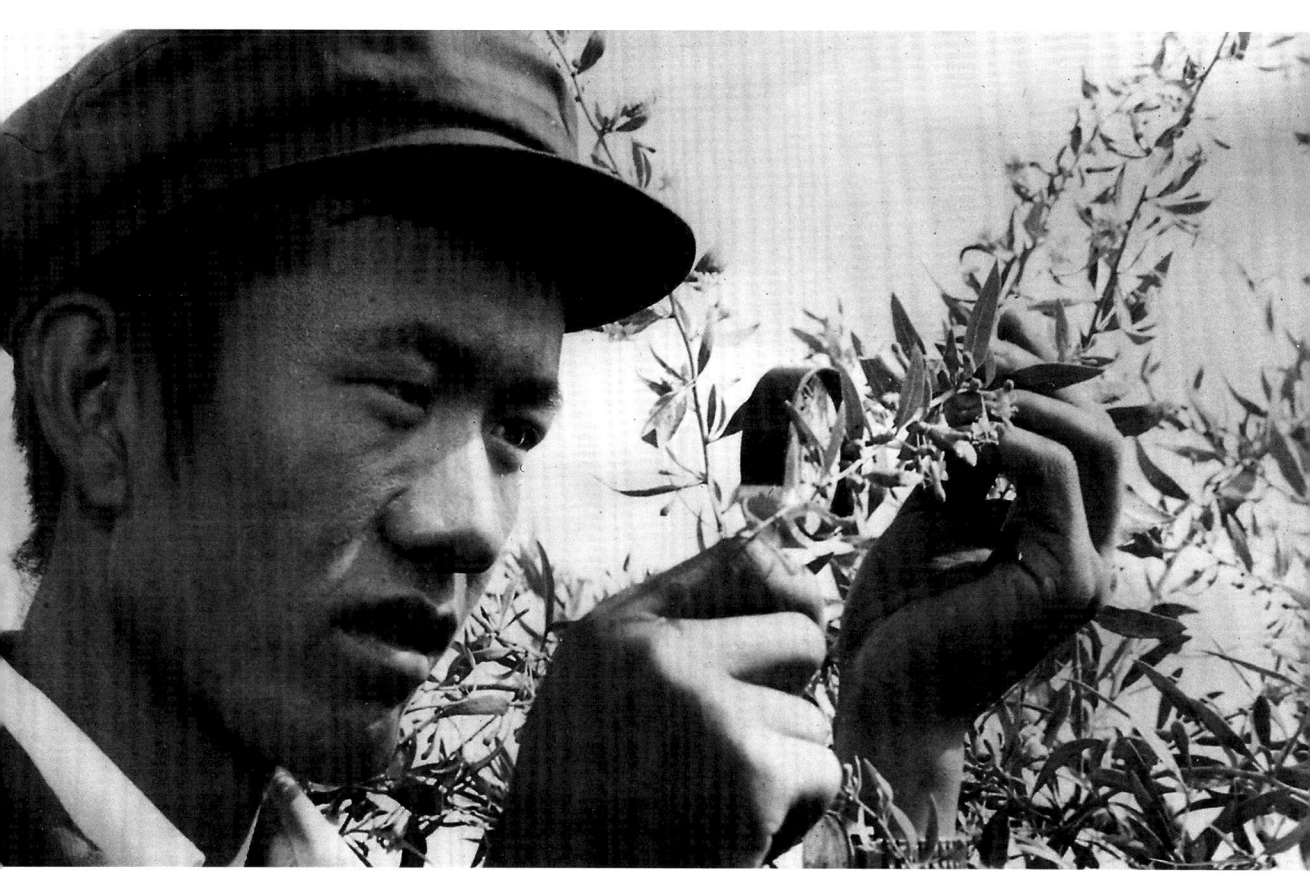

枸杞栽培技术研究

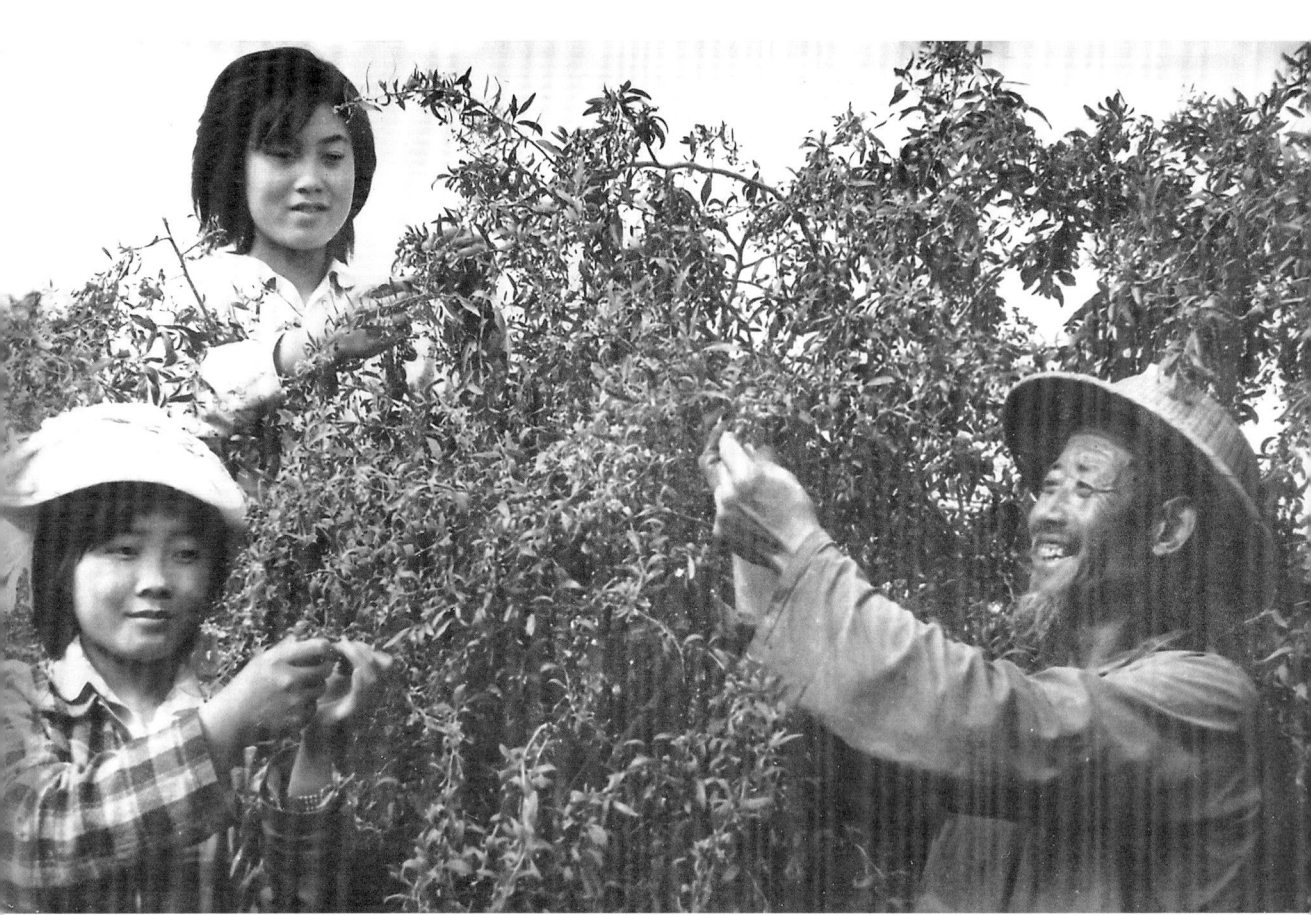

硕果累累的枸杞园

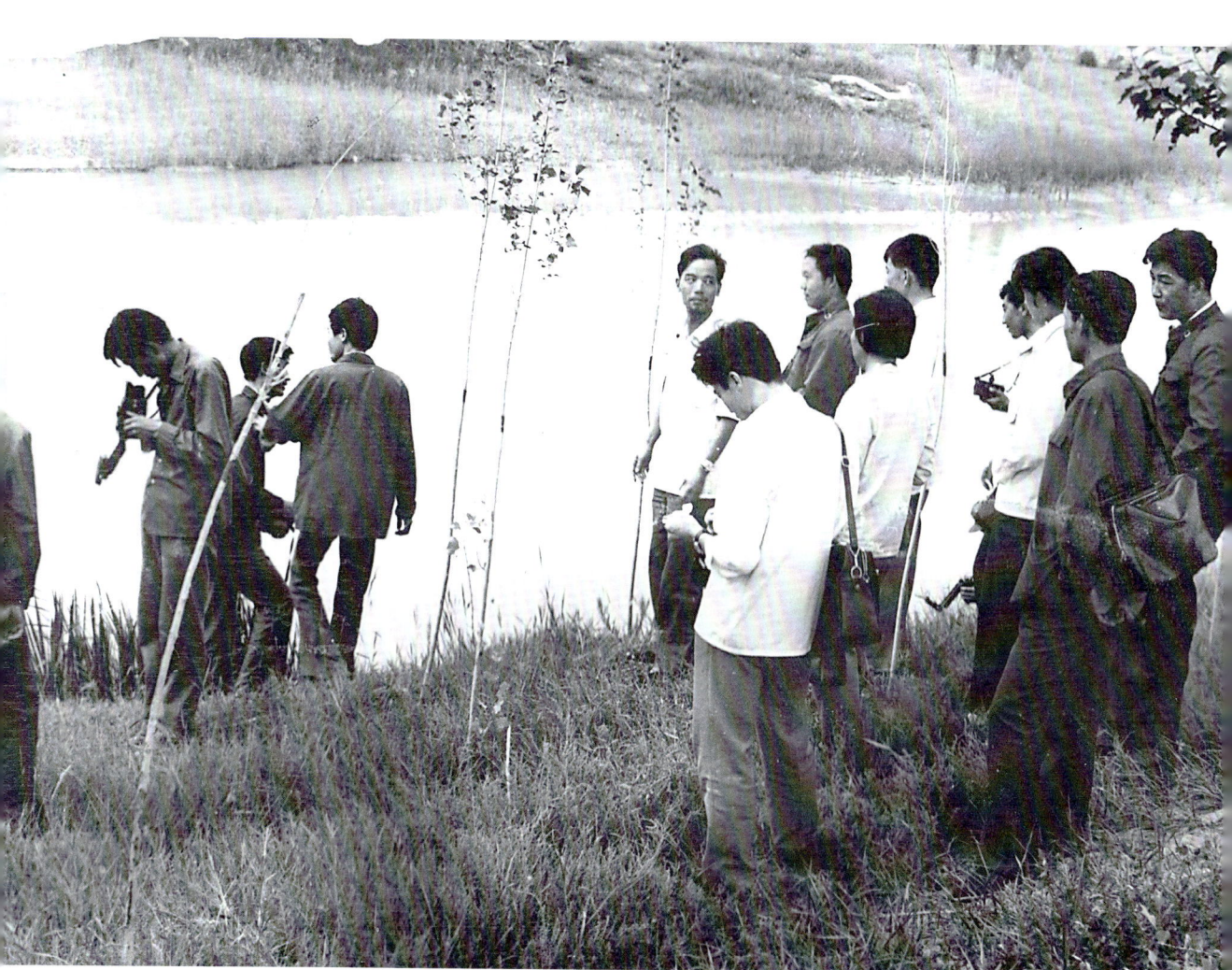

老馆长高士龙指导摄影班学员野外创作

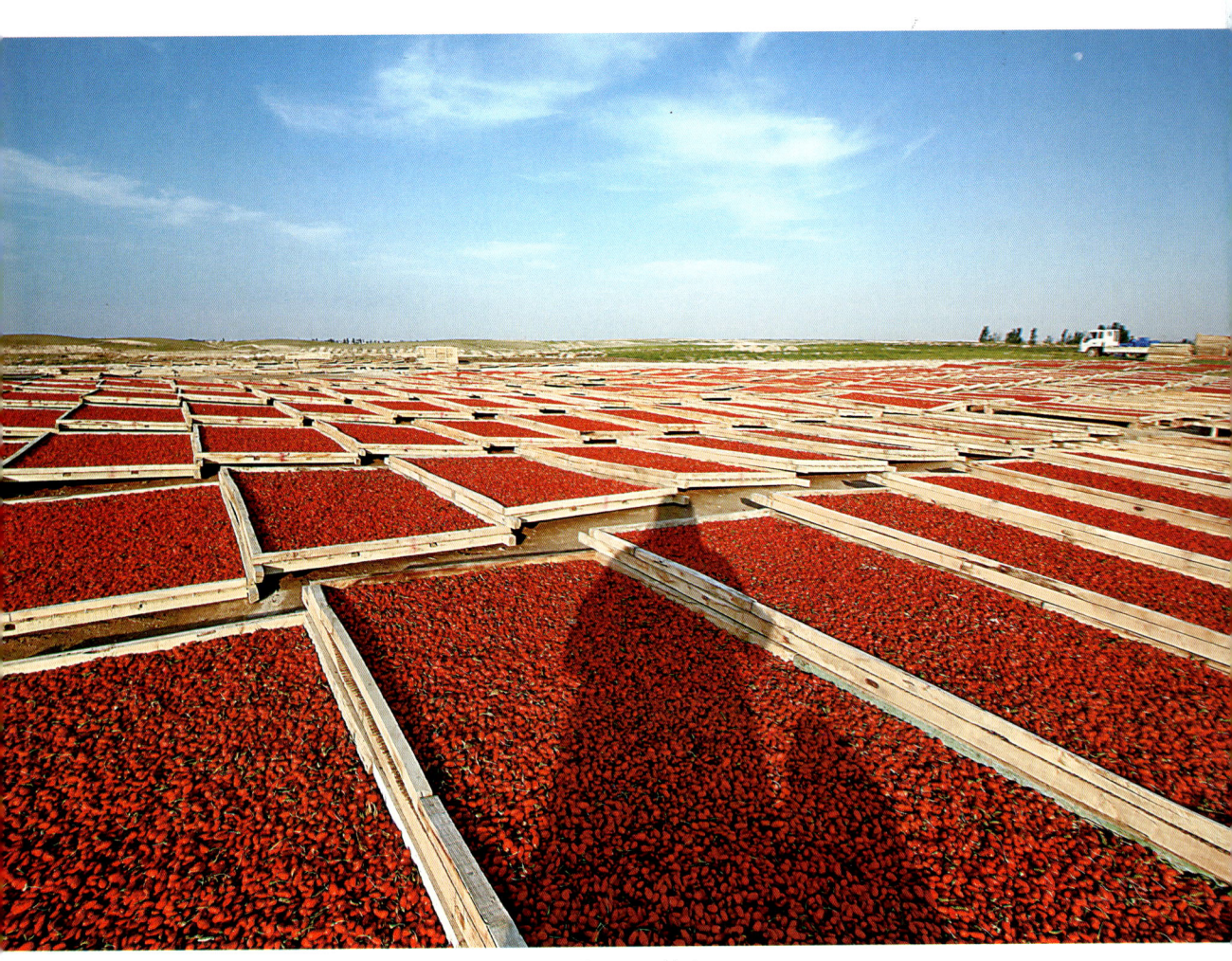

果栈子晒枸杞